医院 Hospital
经营战略与财务管理

MANAGEMENT STRATEGY AND FINANCIAL MANAGEMENT

龙燕 ◎ 著

中华工商联合出版社

图书在版编目（CIP）数据

医院经营战略与财务管理 / 龙燕著. -- 北京 ：中
华工商联合出版社，2022.4
ISBN 978-7-5158-3386-6

Ⅰ. ①医… Ⅱ. ①龙… Ⅲ. ①医院－经营管理②医院
－财务管理 Ⅳ. ①R197.322

中国版本图书馆 CIP 数据核字(2022)第 055472 号

医院经营战略与财务管理

作 者：龙燕	
出 品 人：刘刚	
责任编辑：李红霞 孟丹	
装帧设计：时娇	
责任审读：付德华	
责任印制：迈致宏	

出版发行：中华工商联合出版社有限责任公司
印　　刷：济南道克图文快印有限公司
版　　次：2022 年 10 月第 1 版
印　　次：2022 年 10 月第 1 次印刷
开　　本：710mm×1000mm　1/16
字　　数：120 千字
印　　张：12
书　　号：ISBN 978-7-5158-3386-6
定　　价：68.00 元

服务热线：010－58301130－0（前台）
销售热线：010－58302977（网店部）
　　　　　010－58302166（门店部）
　　　　　010－58302837（馆配部、新媒体部）
　　　　　010－58302813（团购部）
地址邮编：北京市西城区西环广场 A 座
　　　　　19－20 层，100044
http://www.chgslcbs.cn
投稿热线：010－58302907（总编室）
投稿邮箱：1621239583@qq.com

前　言

　　本文以新的思维方式对医院经营、管理等进行了阐述，旨在系统介绍近年来我国医院经营管理实践中应用广泛或正在逐步引入的医院经营管理理论与方法，包括医院管理学基础理论、医院经营及其经营战略、医院财务管理等相关内容。

　　本文在编写时力求理论与实践的结合，定位准确，强调完整性、科学性、先进性和可读性，突出了医院管理学科特点，注重实用性；立足医院行业特点，按照社会主义市场经济对医院经营管理的要求，有选择地吸收和借鉴了国内外医院管理、企业及其他服务性行业经营管理理论方法和先进经验，以适应我国卫生管理专业的学员、医院管理者、卫生行政管理者和医院管理教学与研究者等相关人员的学习和运用需求。

目 录

第一章 现代医院经营管理

医院经营管理是社会主义市场经济条件下医院管理的一个重要组成部分。医院工作中一点也离不开经营活动，系统地阐述医院经营管理的内涵，分析医院经营管理的客观必然性和医院经营管理自身的特征，研究和建立符合我国国情的医院经营管理模式，是推进我国医院改革发展的当务之急。

第一节 医院的类型和分级管理

一、医院的类型

我国现有的医院按其业务范围的不同，一般分为综合性医院、专科医院、教学医院三类。按学术性质分中医医院、西医医院、中西医结合医院、民族医医院四类。

按所有制形式可分为全民所有制医院、集体所有制医院、个体所有制医院、股份制医院、股份合作制医院、中外合资医院、中外合作医院、外商独资医院。

按划区分级医疗的原则及其服务范围的不同，又分为国家、省（市、自治区）、县（区）、工矿医院或乡镇医院。

按隶属关系分为卫生系统的综合或专科医院、医学院校领导的各类附属医院或教学医院、工矿企业自办的企业医院、军队领导的部队医院、保险部门自办的医院、慈善机构自办的医院、社会或个人投资兴办的医院、外商投资兴办的医院等。

按照分类管理又分为非营利性医院和营利性医院两类。

按照分级管理标准，医院依据其功能、任务划分为一级医院、二级医院、三级医院三类，每类又分为三等（甲、乙、丙）。

二、医院的分级管理

我国的医院分级管理制度按照医院的不同功能和任务，将医院划分为一、二、三级，每一级又划分为甲、乙、丙三等，其中三级医院增设特等，一共是三级十等。

医院的级别根据当地的区域卫生规划预先划定，然后经过医院等级评审确定等级，也就是说，医院能够争创等次不能争创级别。实施综合医院的分级管理，其目的在于变革不合理的医院管理体制，建立和健全科学的医院管理体制，调整和完善三级卫生保健网络，提高医疗服务质量、服务水平以及科学管理的水平，更好地为人民提供优质医疗卫生服务。

医院分级管理制度运用了范性对比和目标管理原理。简而言之，范性对比即将同类医院的条件、资料等进行组配，形成一个"平均"的模型，再将自身情况与之比较，发现不同。不同等级医院的评审与分级管理就是将医院与相应等级的"平均"模型进行比较，优于"平均"模型则获得该等级称号，反之则不通过。不仅分级管理办法的制订是范性对比的过程，从医院的角度来讲，也要运用范性对比与"平均"模型进行对比，发现自身不足，明确需要改进的地方。分级管理的过程同样也是目标管理的过程，医院以一定的等级要求为目标，不断改进业务水平和管理水平，从而巩固我国的三级卫生保健网络、促进卫生事业健康发展。

我国的医院分级管理制度是基于我国的"文明医院"评比和三级预防保健网络等成功经验形成的，与国外的医院分级管理和评审相比具有两个显著的特点：

第一，我国的医院分级管理制度和评审工作是由行政管理部门统一制定和组织的。《医疗机构管理条例》是我国各级医院必须遵循的法规，其中也有关于医院分级管理和评审的明文规定，因为医院分级管理和评审对于医院既具有行政强制性也有一定的法律约束力。

第二，我国的医院分级管理制度与医院评审是相结合开展的。分级管理制度是我国医院管理的一种宏观体制，按照不同的任务和功能将医院划分为三级十等，对不同等级的医院实施标准不同的规范管理，级别不能竞争，只能争取等次。这种理念既适应我国区域经济发展差距大、医院发展水平不平衡的实际情况，体现了宏观调控，也可以促进医院提高服务水平和工作效率。

三、医院设置的认可与注册

根据《医疗机构管理条例》的规定，我国县级以上地方人民政府应当把医疗机构设置规划纳入当地区域卫生发展规划和城乡建设发展总体规划。100 张床位以上的医疗机构和专科医院首先须按照省级人民政府卫生行政部门的规定提出申请，县级以上地方人民政府卫生行政部门应当自受理该申请之日起 30 日内，做出批准或者不批准的书面答复；申请设置的医疗机构具备下列条件后，方可注册登记领取《医疗机构执业许可证》。

（1）有设置医疗机构的批准文书；

（2）符合医疗机构的基本标准；

（3）有适合的名称、组织机构和场所；

（4）有与其开展的业务相适应的经费、设施和专业卫生技术人员；

（5）有相应的规章制度；

（6）能够独立承担民事责任。

四、区域卫生规划与医院

区域卫生规划是区域经济与社会发展的组成部分，是国家卫生发展规划的基础，是解决卫生资源布局及结构不合理，利用效率不高，促进卫生资源合理配置的有效手段，它以满足区域内全体居民的基本卫生服务要求为目标，对机构、床位、人员、设备、经费等卫生资源实行统筹规划，合理配置，使卫生资源供给与卫生服务要求保持平衡而有计划地采取一系列决策程序和步骤。

区域卫生规划的制定和实施，是实现一定时期内卫生事业发展计划的重要保障手段之一，是卫生改革与发展的必然要求，体现了卫生工作战略方针的转变，是市场经济条件下政府宏观调控的主要依据和重要手段。医院要改变单纯追求数量，盲目扩大规模的外延式发展模式，向注重内涵效益发展模式的转变，在切实转变观念，切实以病人为中心，以人为本，政府通过区域卫生规划这只"看得见的手"和充分发挥市场这只"看不见的手"的功能，促使卫生资源的合理配置，最大限度地满足人民群众保护和增进健康的需要。

第二节　现代医院的发展趋势

现代科学技术突飞猛进、日新月异，知识经济将成为主流。现代医院的发展趋势受现代科学发展趋势所影响，并为医学科技发展趋势所决定。用历史的观点和发展的观点，根据医院的现状，结合我国国情，推测未来医院的发展趋势，可以开阔思路、高瞻远瞩，从更高层次上来对待和处理医院建设的现实问题，为医院的未来发展创造条件。

一、医院形式多样化

我国是 WTO（世界贸易组织）的成员国，随着社会主义现代化建设的不断发展，我国人民生活水平将继续有较大幅度的提高，消费水平、消费结构和生活质量将快速向世界中等收入国家的平均水平迈进，人民群众对自身健康和卫生服务的要求将日益提高，不同社会人群的不同要求和医学技术的不断发展，要求医院也要与之相适应，从而决定了市场经济条件下医院形式的多样化，可以有综合医院、中医医院、专科医院，还要有康复医院和疗养院，在对非营利性医院进行巩固，提高调整发展的前提下，鼓励营利性医院的发展，形成竞争机制以适应不同人群的医疗保健预防的需求。

医院就工作性质和任务来说，都是为人民群众健康服务的，但根据不同的服务对象的不同要求而有不同的分科和不同层次的机构，医院的模式将不是单一的，要与社会发展要求相适应，这种分工将会更加明显。综合医院要大而全，既要满足人民群众的基本医疗要求，又要满足某些人群在医院期间对医疗和生活的高标准的要求，应具有众多的医学专科，具有齐全的诊断、检验、治疗等各种设备，以实现医院的目标。而专科医院要专而精，为专科的病人或各项特殊治疗服务。中医医院要专而特，充分发挥中医优势，促进中医现代化。康复医院和疗养院则是为人们病后恢复自身各种功能和保健调理而设立。

二、现代科学技术广泛应用

医院是科学技术密集的机构，广泛应用现代科学技术的成果将是现代医院发展的一种必然趋势。在当今知识爆炸时代，新的科学技术不断出现，如计算机断层扫描、磁共振学科技成果已在医院广泛应用，很多新的科学技术如远程医疗、信息高速公路等许多新的诊疗设备、新药品等，将在医院得以普及。处于知识经济时代的医务人员，将越来越多地运用现代科学技术，提高医院的工作效率和设备作用，及时为病人解决诊疗问题，最快解除病人的痛苦，更好地为病人服务。

三、人员的现代化

现代医院是拥有现代科学技术的机构，因此，必须拥有掌握现代科学技术的各类人才，否则，就不可能成为现代医院，所以要求医院各类人员必须掌握现代科学技术，具有现代性，人员的现代化是现代医院的发展趋势。

四、医院将更好地适应疾病谱的变化

人类的疾病谱是随着社会经济的发展、生态环境的变化、生活方式的改变、健康条件的改善和预防、医疗技术的进步而变化的。未来我国医院面临的现代社会病将是现实的问题，老年性疾病、心脑血管病症、恶性肿瘤、糖尿病、艾滋病、环境污染病等便是对医院工作严重的挑战，未来医院必须面对这些问题采取相应措施。

五、两个文明建设同时发展

建设现代化的社会主义医院，必须坚持两手抓，两手都要硬，物质文明和精神文明同时发展，是我国现代医院的一个重要特点。医院工作关系人的生、老、病、死，直接服务人民，应以全心全意为人民服务为准则，救死扶伤、忠于职守、爱岗敬业、满腔热忱、开拓进取、精益求精、乐于奉献、文明行医。随着医学模式由以疾病为中心向以病人为中心的转变，对病人不单是药物的治疗和医疗的服务，还必须有心理上的、生活上的、环境、精神上的服务，可见现代医院在进行物质文明建设的同时，必须以人为本，进行精神文明建设。

六、医院要提供高技术含量的医疗服务和完美的就医环境

现代医院必须是具有现代技术装备和优美环境相结合的医院。医院的设备和完美的就医环境的现代化，已成为现代医院的一个标志。所以医院要从实际情况出发，经常更新设备，提供技术含量高且适宜的医疗服务，为病人提供迅速正确的诊断和治疗，以缩短病人生活上不便的时间。同时，还要为病人创造优美舒适的就医环境，使病人在舒适的条件下诊治疾病，满足病人的心理需求和社会需求。

七、医、防、科、教四位一体

随着现代医学的发展，医疗、预防、科研、教学四大任务已成为不可分割的整体，要使医疗技术不断提高和发展，预防、科研和教学也必须相应地提高和发展。因此，医疗、预防、科研和教学四位一体是现代医院的一个趋势和特点。

八、急救水平能力

现代医院的医疗水平的高低，在很大程度上取决于医院的急救系统的完善程度和急救服务水平的高低。对危急重病人的抢救，是提高医疗质量的关键环节，其抢救能力和效果反映现代医学水平、卫生人员技术水平、医疗设备水平和现代医疗组织管理水平。因此，具备较高的急救水平能力是现代医院的一个标志，急救医学专业化已成为现代医院发展的一个趋势。

九、管理科学化、系统化和信息化

随着现代医院业务的发展，传统的管理手段和方法已不适应新形势的要求，现代医院自动化程度很高，计算机在医院管理中得以广泛应用，才能促使医院管理科学化、系统化和信息化，这已成为现代医院发展的必然趋势。

十、现代医院将适应所处的社会、经济环境

随着市场经济在我国的建立与逐步完善，医院工作必须与市场经济体制和环境相适应，按经济规律办事，加强医院经营管理，提高医院的竞争力，深化医院改革，加快人事制度改革，分配制度改革和产权制度改革，增强医院活力，用比较低廉的成本，向人民群众提供优质的医疗服务。

十一、医院院长职业化

市场经济体制下，要求医院院长必须懂经营、善管理。随着卫生改革的不断深入，我国医院院长由专家型向职业化转变将是现代医院发展的一个趋势。随着医院改革的进一步深入，医院集团、股份制医院、股份合作制医院将成为一个亮点，实行董事会下的院长负责制，为院长职业化提供了良好的发展空间。

第三节 现代医院经营管理概述

一、经营与管理的关系

经营的最终目的在于提高生产效率，而管理是指管理者在某个领域内，组织、指挥、协调一定数量的人群，并同他们一道实现既定目标的活动过程。管理的本质就是通过信息的交流（各种指令、文件、通知、规定等），促使系统要素（人、财、物、时间、信息）进行合理、有效的运行。医院管理是指管理者按照医院工作的客观规律，以病人为中心，合理的组织医院的全部医疗活动，并进行计划、组织、控制、指导与教育、协调与服务，使之提高工作效率和效果。医院管理的目标是社会效益和经济效益的统一，管理的实质是一个协调医院内部与外部主要各要素的动态协调过程。包括了经营和管理两个密不可分的概念，但它们有着不同的内涵。

经营泛指商品、货币往来关系的筹划与营谋，是商品经济特有的范畴，是指企业以独立商品生产者的身份，面向市场，以商品生产和商品交换为手段，满足社会需要并实现企业目标，使企业的经济活动与企业生存的外部环境达成动态均衡的一系列有组织有计划的活动，它即是企业的一项管理观念，也是企业的一系列有效的管理活动。

由此可以看出，经营和管理是密不可分的，但经营和管理又有区别，经营的侧重面是向外针对市场，针对需求，管理的侧重面则是向内针对具体的业务活动。经营决定管理，制约着管理，管理又是经营的必备条件，经营中蕴含着管理，管理中也蕴含着经营，经营与管理从不同的角度来实现经营目标，管理对经营起黏合剂的作用，管理通过运用各种手段和方法，推动经营活动。

二者的区别还在于，一是职能不同，经营则是根据外界的变化来决定经营目标，起适应、超前的作用，管理则是组织协调企业内部经营条件去实现目标。经营的功能是决策，管理的功能是执行。二是对象不同，经营研究的是目标、方向等重大的战略性质的问题；而管理则是研究方法、手段等战术问题。三是要求不同，经营通过预测、决策谋求最大的经济效益；管理则是在实施过程中提高效率。四是地位不同，经营是企业最高领导的职能，管理则是中下层领导的职能。

二、医院经营管理的概念

我们把以经营为特征的管理称之为经营管理。医院经营管理，就是根据党和国家的有关方针、政策，按照客观经济规律的要求，利用价值规律作为经济杠杆，充分调动各方面的积极因素，对医院的经营活动进行计划、组织、指挥、监督和调节，发展和创新，力求以尽可能少的劳动耗费，取得尽可能大的医疗效果，并取得较好的社会经济效益。

三、现代医院经营管理的内容

现代医院经营管理是为实现预期目标而开展的各项管理活动，现代医院经营管理的内容有组织管理、目标与机制、战略与计划、机会与风险、市场营销、人力资源管理、财务成本经营管理、质量经营管理、设施设备经营管理、后勤服务经营管理、医院服务经营管理、经营管理绩效考核与评价等。

（一）组织管理

医院以组织结构学和组织行为学为理论依据，根据医院的规模、级次、业务范围等，确定组织的结构和内容。主要包括现代医院组织理论与结构，关键因素人、个体、群体和组织关系，管理者的素质、劳动优化组合等。具体内容有医院各部门的设置和层次的划分，各部门职责的划分和责权规定，各部门各层次业务相联系的方式，信息沟通的网络和途径，管理人员的配备和选定，编制定员的确定，经常监督组织的有效性和合理性、相应规章制度的规定。此外，在医院正常业务活动过程中，根据工作需要对组织的诸方面作必要的调整和改进。

（二）目标与机制

现代医院经营管理目标、方针、机制的确定和运用是医院经营管理的重要内容，经营管理目标是医院一切经营管理活动的出发点、依据和终点，是统帅经营管理者的工作和全医务人员共同劳动的行动纲领，贯穿于经营管理的各个方面和全过程。经营管理方针是搞好医院经营管理活动的根本问题，它决定医院经营管理的性质、工作任务和特点，规定了医院经营管理的政治方向、服务方向、发展方向。而经营管理机制展示了医院内部的结构，组织及其联系、作用与功能，显示医院经营管理发展运动的规律。目标、方针、机制是现代医院经营管理的三大支柱和必要条件，是医院实现科学管理的重要保证。

（三）决策与战略

医院的活动是在特定的市场中进行的，科学地进行经营管理决策和选择战略是现代医院经营管理的一项重要工作，它关系医院的生存和发展，决策正确、战略得当，医院就会沿着正确的方向前进，增强自身的竞争能力和适应外部环境变化的能力；决策失误、战略不当，就会给医院带来损失。因此，现代医院经营管理，在经营活动之前要运用各种技术和方法，选择最优的战略。

（四）计划

现代医院经营目标确定后，进行科学的决策和制订宏观的经营战略，还必须进一步明确实现经营管理目标的经营战术，制订切实可行的经营管理计划。经营管理计划是医院经营决策的具体落实，是实现经营目标的桥梁和纽带，是医院经营管理的首要职能。

（五）机会与风险

在医院经营管理过程中，由于医疗服务市场的激烈竞争，医院将无可选择地面对经营机会与风险，成功与失败并存的局面。因此，随着社会主义市场经济的不断发展，医院要善于捕捉经营机会，防范、规避和补救经营风险，减少医院损失，获得良好的经营效益，不断发展和壮大自己。

（六）市场营销

随着社会主义市场经济的不断发展，以及卫生改革的不断深入，医院面对市场经济，并在市场经济的大潮中求生存、求发展，医院之间的竞争日趋激烈。医院只有主动面对市场，以病人为中心，树立现代市场营销观念，对医院的服务对象、市场要求、目标市场选择、服务价格、广告、公共关系等进行系统管理。

（七）人力资源管理

社会主义市场经济条件下，作为生产要素的首要要素——人，是医院的重要资源，不能再用老的方法管人，必须以现代人力资源管理的理论实施管理。把人力资源开发放在非常重要的位置，积极进行人事制度和分配制度改革，挑选和招收合格人才；培养和训练塑造有用人才；通过考评激励人才的工作积极性和创造性；做好人才的思想沟通和协调工作，营造一个心情舒畅、关系和谐、利于成才的工作环境；建立合理的人才流动制度；做到重金引进人才、巨资培养人才、生活体贴人才、机制留住人才、真情感动人才、事业造就人才、待遇吸引人才。

（八）质量经营管理

医院的质量问题直接关系到病人的安危和健康，医疗质量是医院存在的基础，医院质量管理特别是医疗质量管理在医院经营管理中占有十分重要的位置，质量是医院的生命和灵魂，质量是衡量一所医院好坏的重要标志，医院之间的竞争是质量的竞争，医疗服务质量好、信誉高，在竞争中就会取胜，经营效益就好。因此，医院经营管理必须注重质量经营管理。

（九）财务成本经营管理

医院财务管理是指对医院有关资金的筹集、分配，便于财务活动所进行的计划、组织、控制、指挥、协调、考核等工作的总称，是组织经济活动、处理财务关系的管理活动，财务管理自始至终渗透于医院经济活动的各个方面。市场经济条件下，医院必须加强财务成本核算和管理，管好用好资金，以尽可能少的耗费，使人民群众获得质优价廉的医疗服务。加强财务成本管理，是提高资金使用效率，提高医院经营管理水平，促使医院业务顺利开展的重要保证，也是提高社会经济效益的重要手段。

（十）设施设备经营管理

医院设施设备是医院完成各项任务的主要手段，是医院现代化的一个重要标志，医院经营管理必须运用现代化管理科学的理论，遵循卫生服务的科学技术规律和经济规律，讲求经济效益，科学合理地经营，最大限度地发挥医院设施设备的利用效率，取得最佳的经营效果。

（十一）医院后勤服务经营管理

医院后勤服务保障支出是医院经营成本支出的重要组成部分，占有很大的比重，直接影响医院经营管理的效益。因此，加强医院后勤服务经营管理，进行体制和运行机制改革和创新，对医院的改革与发展都有着十分重要的意义。

（十二）医院服务经营管理

医院属于服务行业，医院提供的服务是为满足病人和一定社会人群的医疗保健需求，包括医疗服务产出和非物质形态的服务，非物质形态的服务包括服务态度、承诺、医院精神、医院形象等等，对医院经营管理绩效具有重要的影响作用，必须予以高度重视。

（十三）经营管理绩效考核与评价

医院经营管理绩效的具体表现就是社会效益和经济效益的双丰收，光讲社会效益不讲经济效益或光讲经济效益不讲社会效益都是片面的，把两者有效地结合起来，建立医院经营管理绩效指标体系，有利于科学地考核评价与分析，便于及时发现问题，及时采取措施，改进和加强医院经营管理工作。

四、现代医院经营管理的地位和作用

医院是专门从事治病防病活动的独立经济组织，医院作为独立的经济实体，以经营管理为中心进行的一系列有意义的经济活动和提高管理水平，在社会主义市场经济条件下具有重要的地位和作用。

1.经营管理是实现医院目标任务的主要手段

医院的基本任务是医疗、预防、科研和教育，为人民健康服务，为社会主义现代化建设服务，取得社会效益和经济效益的最佳结合。医院要实现目标任务，必须加强经营管理，积极开展医疗服务，开拓医疗市场，降低医院服务成本，提高医疗质量，改善服务方式和服务态度，提高工作效率，提高卫生资源的利用效率，增收节支，提高医院社会效益和经济效益，促进医院的生存与发展。

2.经营管理是保证医院生存发展的决定条件

随着社会主义市场经济的逐步完善，医疗卫生体制、医疗保险制度、药品流通体制三项改革的全面贯彻实施，医院自主权的进一步扩大，医院将成为自主管理、自主经营、自负赢亏、自我控制和自我发展的经营者，随着医疗市场竞争的日趋激烈，医院在国家财政补偿不足和其他筹资渠道不畅的情况下，只能加强经营管理，才能提高经济效益，增强活力，保证医院生存与发展。

3.经营管理促进医院管理的现代化

医院要适应新形势的要求，就必须转换经营机制，转变经营思想和经营作风，由传统的经验管理向现代化管理转变，提高医院在医疗服务市场中的应变能力和竞争能力。

第四节　现代医院经营管理原则和职能

一、现代医院经营管理原则

现代医院经营管理应遵循以下原则：

1.服务至上，质量第一的原则

医院工作关系人们的生命安危与健康，社会对医院的期望是优质的服务质量。医院要不断改进服务态度，加强精神文明建设，提高医疗质量，增强医院竞争力，这是医院经营管理的根本宗旨。

2.科学技术第一的原则

发展医院事业主要靠发展医疗科学技术，医院经营管理也就是最大限度地发展医疗科学技术，只有医疗技术现代化了，医院才能现代化，发展医疗科学技术实际上是服务至上，质量第一的物质基础，没有医疗科学技术第一，就没有医疗质量第一。发展医疗科学技术的关键是人才，因此，人才管理应作为医院经营管理的重要内容，同时，尽可能地引进先进设备，发挥设备促进医疗科学技术进步的杠杆作用。

3.医疗、预防、教学、科研共同发展的原则

医疗工作是医院的主要工作，现代医院不仅局限于医疗工作，同时，要扩大社会预防任务，开展家庭医疗，指导基层，面向整个社会，还要主动搞好教学、科研工作，促进医疗技术的发展。

4.经济管理原则

社会主义市场经济条件下，要遵循经济价值规律，树立价值观念，加强成本核算与管理，讲求经济效益，用较少的耗费取得较大的医疗效果。

5.多种形式经营原则

实行以质量为核心，以经济效益为杠杆，责、权、利相结合的多种形式管理责任制，正确处理所有者、医院和员工三者之间的关系，充分调动员工的工作积极性，提高医院内部资源的利用效率。

6.目标一致原则

医院经营管理要统一目标，树立全院一盘棋思想，团结协作，充分发挥整体效应，组织和协调各方面的关系，减少磨擦和冲突，使医院真正成为一个有机整体。

7.环境相关原则

医院处在社会之中，是一个开放系统，医院既为社会服务，社会

也为医院服务，医院许多工作依赖于社会的支持与配合，医院与医院之间也有协作的需要，医院的发展与国家和社会的发展，与科学技术的进步都有着密切的联系，国家的有关规章制度、法令和政策都与医院有关系。因此，医院经营管理，要面向社会，分析环境因素，积极化不利因素为有利因素，努力适应社会环境，创造适宜的社会环境。

8.信息反馈原则

在医院经营管理中，要依靠信息，把医院内、外信息沟通联络起来，及时了解信息变化情况，建立现代化的管理信息系统。

二、医院经营管理的特点

医院经营管理与一般管理既有联系，又有区别，一般管理是经营管理的基础，经营管理是一般管理的发展，是医院管理发展的新阶段。医院经营管理具有以下特点：

1.外向性

经营管理是开放式的，强调外部环境的作用，强调医院内部如何适应外部，随外部条件的变化而变化，特别是与医方市场和供求状况相联系。因此，医院经营管理更加重视对医院外部环境的调查研究和预测。

2.竞争性

讲求竞争是医院经营管理所要求的，要使医院在竞争中立于不败之地，需要医院提高整体素质，做好各个方面的工作，采取正确的竞争战略，提高医院在医疗市场中的竞争能力。

3.经济效益性

医院要适应社会主义市场经济，就必须讲求经济效益，不讲求经济效益医院就不能生存。因此，医院经营管理有明显的经济效益性，经济效益本身就是社会效益的重要内容，讲求经济效益不是盲目地乱收费、乱检查、大处方、追求经济收入，而是在国家规定范围内的合理收费、合理用药和治疗，扩大服务面积，增加治疗人次，开展新项目及控制成本费用创造的经济效益。

4.目标性

医院的社会效益和经济效益用各项指标来体现，就是医院经营管理目标，医院的一切活动都围绕着一个目标，以尽可能少的耗费，为社会提供尽可能多的质优价廉的医疗服务，同时实现价值的补偿和结余。经营管理目标通过一定的指标体系来表示和考核。

5.战略性

医院经营管理更重视医院的长远发展，重视对医院全局性、战略性的重大问题的决策，突出了医院管理者的领导作用。通过对院内外环境的调查研究分析和对内部条件的客观评估，确定医院正确的发展方向和目标。

6.特殊性

企业经营管理的绩效是利税，多产多销，而医院经营管理的绩效是两个效益相统一，医疗服务具有垄断性，医患双方信息不对称，医院必须讲求医德医风，不能为创收而任意创造需求，损害病人利益。

三、医院经营管理的外部环境

医院是整个大社会中的一个"细胞"，是在与社会相互依赖和联系中生存和发展的，医院经营管理必须研究医院的外部环境，医院只有适应环境变化，提高应变能力，才能得以生存和发展，医院才有生机与活力，医院外部环境的变化不仅制约着医院的发展，同样也给医院带来机会。因此，在医院经营管理活动中要抢抓机遇，采取有效措施，趋利避害，促进医院的发展。

医院的外部环境包括核心环境、中间环境和外层环境。

核心环境即市场环境。包括人力、资金、药品、材料、设备、技术、信息、患者等，是医院生存和发展直接依存的外部环境。

中间环境是指与医院经营管理活动有关的部门和机构，它们是医院和核心环境的管理者、监督者、支持者或限制者，包括卫生计划、行政管理、财务税收、银行、保险、立法、司法、环境保护、监督检查、消费者、行业组织、咨询机构、新闻机构、医药部门、物价部门、社会保障部门、卫生主管部门、药品管理部门等其他，一般采用政策、法令、制度、计划、财政、税收、信贷等行政、法律和经济手段对医院进行直接或间接控制。

外层环境包括经济、政治、法律、技术、人口、文化、历史、地理、气候、资源、条件、精神文明等宏观因素。这些因素与医院经营管理活动虽不直接相连，但可通过中间环境或核心环境向医院施加重大影响。

四、医院经营管理的职能

医院经营管理的职能是由计划、组织、指挥、监督、调节、发展和创新六个方面组成。

1.计划职能

计划是医院经营管理的首要职能。计划是通过周密的调查研究和预测，并在分析比较基础上，按照医院的性质、特点、任务确定医院的目标和方针，并提出实现目标的方法步骤，以期获得最佳的社会效益和经济效益。

2.组织职能

要实现医院经营管理目标，就要按目标的要求把管理要素结合成一个整体，包括两方面意义：一方面是指医院组织结构和组织管理体制的建立和设置，确定各个职能机构的作用，规定各职能机构的权限和责任，人员的分工，使之成为一个统一有效的管理系统；一方面是根据医院各个时期所规定的目标，合理地组织和调配医院人力、财力、物力，有效开展医院各项工作。

3.指挥职能

指挥职能就是运用组织权责，发挥领导权威，对指挥对象发出指令，使之服从代表决策计划的管理者的意志，并付诸行动。从指挥过程讲，先有组织目标和决策计划，后有根据组织授权的指挥。指挥职能发挥的好坏，涉及两个因素，一个是决策计划，一个是管理者个人素质。

4.监督职能

监督职能是针对计划执行情况进行督促和检查，通过检查监督，及时发现问题，采取措施，纠正偏差，确保工作达到预期效果。

5.协调职能

协调职能是管理人员通过对不同业务之间的调查联络等活动，使各部门互相衔接、和谐一致的过程，医院的工作是多科协作的，为了使学科密切配合，管理者要平衡各部门职责和利益的关系，使局部和整体和谐一致。

6.发展和创新

发展和创新是医院永恒的主题，医院工作是创造性的劳动，医院经营管理工作处于初级阶段，如何提高所从事管理的系统的放大倍率，只有不断创新才能提高医院经营管理工作的水平。

第五节　我国医院管理的转型

一、医院管理转型的客观必然性

我国医院管理工作正在经历着历史性的变化，即由封闭式的单纯福利型管理正在向开放式的经营管理转变。这个转变不是人们主观意志所决定的，而是我国社会主义市场经济发展的必然结果。

1.转型是市场经济的要求

社会主义市场经济条件下，医院既是医疗服务的提供者，又是一个经济实体。医院的发展始终与国家的政治、经济密切相关，具有鲜明的社会特征、时代特征。医院不可能脱离社会主义市场经济的大环境而独立存在和发展，必须适应社会主义市场经济的发展要求，积极探索自身的经济规律，不断开拓创新、深化改革、增强自身应变能力和竞争能力。因此，市场经济的发展，客观上要求医院由过去封闭、呆板的单纯服务型管理向开放、灵活、适应社会需求的经营型管理转变。

2.转型是深化医药卫生体制改革的产物

医院所处外部环境的变化，要求医院管理的范围要从过去局限于内部，转变到重外部，根据医疗市场供求关系而随机应变调整自己的工作，医院管理的性质也要从传统型转变到注重决策，讲究发展战略上来；管理方法要从经验型转变到科学管理上来，从传统的等也等不来、靠也靠不住、要也要不到，逼着医院必须转变到适应医疗市场，找病人、为病人着想、靠病人上来。医院实行经营管理已是大势所逼、大势所趋，医院管理转型正是医药卫生体制改革不断深入的必然结果。

3.转型是物质利益规律和按劳分配原则的要求

医院工作离不开经济活动，它涉及出资者、医院、员工和患者各方面的利益关系，市场经济条件下，物质利益规律必须遵循，同时还要正确处理各方面的利益关系。医院是责、权、利相结合的经济责任制，要体现按劳分配的原则，必须打破大锅饭，克服平均主义。医院管理的转型也是物质利益规律和按劳分配原则的要求。

4.转型是提高医院两个效益的要求

提高两个效益要求医院要实行科学的经营管理，扩大服务面积，增加诊疗人次，增强医院活力，提高医院竞争力，充分调动广大职工的积极性，增收节支，降低服务成本，减轻病人负担，改善医疗条件和职工生活，这种转型是提高医院社会效益和经济效益的要求。

二、转型的要求

医院要实现由服务型管理向经营管理型的转变，客观上要求医院自身在管理思想、原则、程序和方法上有一个重大的变化，同时也有适宜转型的外部环境。

1.思想观念的转变

医院要从过去封闭式管理，不关心医疗市场需求，转向满足社会需要，为病人服务上来。树立正确的现代医院经营管理的指导思想，克服等靠要思想，向管理要效益，充分挖掘内部潜力，开拓市场，提高服务质量，增加经济效益，思想观念的转变是医院是否适应市场经济需求，能否生存与发展的关键。

2.改革医院组织结构

医院实行经营管理，必须对医院组织机构进行相应的改革，这是医院管理转型的组织保证。经营型管理需要健全和加强某些管理部门的职能，如经营决策机构、市场营销机构、经济管理机构、经济技术信息管理机构、质量管理机构、检查监督机构、人力资源机构，增强新技术开发，研究引进采用新技术、新设备及采用现代化管理方法，开展全员教育，提高整体素质，建立一个决策及时准确、信息畅通，反馈灵敏、监督有效的管理系统，使之成为一个有机的整体。

3.改革干部用人制度

搞好医院经营管理，管理者本身应掌握现代管理理论和科学技术知识，有较好的经营管理水平和较高的决策能力和指挥能力，且有开拓进取精神。随着医院改革的不断深入，医疗专业技术人员当医院院长的制度必须改革，要选拔作风正、思想好、有真才实学、懂经营、善管理的人才，使领导班子达到最佳组合，逐步实现院长的职业化。

4.改革管理的内容、程序和方法

管理的内容由经验管理转向科学化管理，积极开展新业务、新服务项目，以病人为中心，以人为本，开展全面质量管理和计划管理，加强成本核算与管理，做好医疗市场营销，加强人力资源管理，建立适合医院特点的经济责任制。管理程序上一改以医院本身为出发点制定目标的方法，采用市场调研、决策、目标、计划、实施、检查评估新的经营管理程序，管理方法上积极利用现代管理方法和手段，不断提高管理水平。

5.创造良好的外部环境

医院管理转型要有一个良好的外部条件。扩大医院经营自主权，积极推进医院产权制度改革，建立卫生人才交流中心，畅通医院出进人关口，金融部门支持医院信贷政策，财政部门落实卫生补贴政策等，为医院管理向经营型转变创造一个较好的外部环境。

第六节　现代医院经营管理的观念

医院作为市场经济中的一个经济实体，其经济行为和管理行为都不可能是自发的和盲目的，它必然受一定的意识和观念的支配，经营管理观念支配和指导着医院的经济行为和管理行为。社会主义市场经济要求医院树立起新的经营观念，以适应自己所处的经营环境，去实现医院的经营目标。

现代医院经营管理的观念主要有：市场观念、竞争观念、风险观念、法制观念、效率观念、全面观念、人才观念、质量观念、发展创新观念。

一、市场观念

医院处于社会主义市场经济的大环境中，市场经济对医院的影响是必然和全面的，顺应新形势要求，确立市场观念是所有观念转变的首要问题。所谓市场观念是指医院的经营活动以市场为导向，按经济规律办事，以病人为中心，最大限度地满足病人的需求，医院既然独立地面对市场，必须树立强烈的市场观念。

市场是医院生存和发展的战场，在市场经济条件下，医院的服务对象和药品、材料、设备、财产、物资、动力、能源等都来自市场，医院生存和发展基础来自对市场需求的认识及满足要求的程度。树立市场观念就要面向医院外部，积极进行市场调研与市场预测，建立与市场关系密切的信息反馈系统，遵循价值规律，按照经济规律办事。

医院经营管理必须服从和满足社会的需要和求医者的需求，这些需求都是以市场需要反映出来的。市场经济条件下，医院经营管理的好坏、方向是否正确、医疗消耗是否合理，都要通过市场检验。

以病人为中心的经营指导思想是市场观念的重要体现，树立"病人至上"职业意识和职业道德，确立"一切为了病人，一切方便病人"的经营作风，倡导"病人的需求就是医院的需要"的经营思路和经营方法，以最大限度满足病人要求为出发点，要有一切以病人为中心，以人为本的观念。

二、竞争观念

竞争就本质而言，就是"优胜劣败，自然淘汰"，从经济学的角度来说，竞争是指商品生产者在商品生产和商品交换过程中为争取生产和销售的有利地位而进行的斗争或商品生产者和销售者的优胜劣汰。竞争是市场经济的必然产物，是市场机制的一项重要功能。

市场经济条件下，竞争将成为医院相互间的主旋律，通过竞争可以充分发挥其主动性和积极性，努力降低自己的经营成本，提高服务质量；通过竞争使各种卫生资源在医院得到最佳配置；通过竞争，就会优胜劣汰，经营不善的医院就会出现亏损、倒闭甚至破产，在客观上起到了促进生产力发展的积极作用；通过竞争，有利于打破医学技术发展的封锁和垄断，及时暴露医院的缺点，促使医院改进工作，推动整个卫生事业的发展。

医院的竞争从表面上看是医疗服务质量竞争、价格竞争、市场竞争，其实质上是医院之间技术、人才、效果、效率、信息、经营管理的竞争。医院的竞争将更加反映在服务质量、服务方式、市场开拓、人才管理、经营管理上来。

竞争对医院而言，既是压力，也是动力，竞争压力将始终是医院奋力拼搏的驱动力。

三、风险观念

医院作为市场经济的一个经济实体，要自主经营、自主管理、自我积累、自我发展，医院的效益、员工的收入和福利待遇，都和医院的经营直接联系。经营成功，医院不断发展壮大，员工收入不断提高；经营失败，医院将面临关、停、并、转、迁，甚至破产、员工失业。

医院承担风险的物质条件是医院的法人财产，只有使其保值增值，医院抗风险能力才会不断增加，同样，也是员工抗风险的物质条件，医院和职工是风雨同舟的统一体。因此，医院和员工都要有风险意识，加强民主管理、群策群力，规避经营风险。

四、法制观念

市场经济是法制经济，健全的市场必然是规范化和法制化的市场，其道理是：第一，市场主体应该具有什么资格，如何进入市场，如何退出市场等都需要法律规范；第二，竞争必须公平、平等，如何制止不正当竞争，反对垄断等也需要法律来规范；第三，如何克服市场经济消极的一面和局限性，需要国家政策计划的宏观调控，而调控主要的手段也是市场化的经济手段；第四，处理各个市场主体及主要素之间相互关系的行为准则，协调和监督市场行为的职能等也必须以法律权威来规则化和规范化。既然市场经济是法制经济，作为医院经营管理人员，必须树立很强的法制观念，依法办院。

五、效益观念

医院效益可以概括为医疗服务活动中投入和产出的关系。经济效益的高低是衡量一个医院经营管理好坏的一个标志，而经济效益又是社会效益的体现。要提高医院的经济效益，就必须不断提高医疗服务质量，降低服务成本，扩大服务和服务对路。医院在谋求自身经济效益时，必须历行应尽的社会责任。医院要树立全面的经济效益观，把医院微观经济效益与社会的宏观经济效益统一起来，当前的经济效益与长远的经济效益统一起来，实现医院社会效益和经济效益的最佳结合。

六、全局观念

医院必须以社会效益为最高目标，把党和人民的利益放在第一位。医院的经营管理活动不能离开国家卫生事业发展的总目标和总要求。因此，医院必须正确处理国家、医院、病人之间的关系，当医院利益与国家利益、病人利益有矛盾时，能够自觉地以局部利益服从全局利益。树立全局观念，要与同行之间相互支持，密切配合，合理竞争，才能促使医院健康稳步地发展。

七、人才观念

现代医院的竞争，从某种意义上说也就是人才的竞争，人在医院的经营管理活动中是最根本、最积极、最重要的因素，任何物的因素只有通过与人的结合才能发挥其作用，创造其价值。

随着市场经济的逐步完善，以及我国加入 WTO 后，人才竞争将更日趋激烈，医院经营管理必须树立人才观念，才是医院发展的根本，医院经营管理的好坏，经营效益的高低，归根到底取决医院员工的素质。医院不但需要众多的医疗专业技术人才，更需要懂经营、善管理的医院经营人才。因此，我们必须树立人才观念，用感情留人、事业留人、待遇留人，减少人才的流失。

八、质量观念

医院服务质量的好坏直接关系医院经营管理的成败，医疗服务质量关系人的生命安危与健康，也是医院有无生命力、能否生存与发展的重大问题。科学技术的进步，人民生活的提高，医疗事业的发展，对医院服务质量提出了更高的要求。医院服务质量高，可以加速医院发展的进程，而服务质量低下，将会使医院的长期利益蒙受巨大的损失。随着卫生改革的深入，人民生活水平的提高，市场对医院的要求更高。为此，我们必须树立质量观念，提高竞争力。

九、发展创新观念

市场经济条件下，医院要承担或部分承担起自我发展的责任，在激烈的竞争中，不进则退，每个医院都要考虑自己的生存与发展。只有在竞争中不断发展壮大自己，医院才能有凝聚力，才能在竞争中立于不败之地，医院只有发展了，医院所有者、经营者以及有关各方的利益才能得到保证，医院要发展，就必须创新，创新包括技术创新、管理创新，不能因循守旧，要增强时间、效率观念，主动适应市场要求，利用一切发展机遇，科学决策，灵活经营，使医院管理由静态向动态的医院经营管理转变。因此，树立发展创新观念是医院经营管理永恒的主体。

第二章　现代医院经营管理目标与机制

现代医院经营管理目标、方针、机制的确定和运用是医院经营管理的重要内容。经营管理目标、方针、机制分别为经营管理活动明确方向、原则和道路、医院服务的标准和规范。经营管理的目标、方针、机制是医院经营管理的三大支柱和必要条件，是医院实现科学管理的重要保证。

第一节　现代医院经营管理目标

经营管理目标是医院一切经营管理活动的出发点、依据和终点，是统帅经营管理者的工作和全体医院员工共同劳动的行动纲领，它贯穿于经营管理活动的各个方面和全过程。

一、现代医院经营管理的目标

目标是为之奋斗并要达到的目的，是在一定时期内组织者实施组织活动所要达到的预期效果。它既是经营管理活动的出发点，也是团结员工奋斗前进的凝聚点。医院经营管理目标对整个医院的活动起着指向、激励、评价和自我控制的重要作用。科学正确地制订经营管理目标和实施经营管理目标是医院经营管理的重要内容。

医院的经营活动是由医院所有者、经营管理者与医院员工三部分组成的团队来完成的。政府、所有者、患者、其他相关单位对于医院经营管理目标也会产生一定的影响，由于在医院经营活动中各方谋取的利益的不同，也就导致了在不同利益格局下医院经营管理目标的差异。随着我国医药卫生体制改革的深化，政事分开，建立新的医院分类管理制度，不同性质、不同类别医院的经营管理目标是各不相同的。非营利性医院是指为社会公众利益服务而设立和运营的，不以营利为目的，其收入用于弥补医疗服务成本，实际运营中的收支结余只能用于自身的发展，如改善医疗条件、引进技术、开展新的医疗服务项目等。政府举办的非营利性医院主要提供基本医疗服务并完成政府交办的其他任务，享受政府给予的财政补助，其他非营利性医院主要提供基本医疗服务，不享受国家财政补助，都执行政府规定的医疗服务指导价格，享受相应的税收优惠政策，执行财政部、卫生部颁布的《医院财务制度》和《医院管理制度》等有关法规政策，其经营管理目标，是为社会公众利益服务，以社会效益为最高目标，取得社会效益和经济效益的双丰收。而营利性医院是医疗服务收益可用于投资者经济回报的医院，可根据市场需求自主确定医疗服务项目，医疗服务价格放开，依法自主经营，照章纳税，参照执行企业的财务、会计制度和有关政策，其经营管理目标是利润最大化，以经济效益为最高目标。

　　一般来说医院所有者追求的是医院投资的回报，注重的是医院经营的营运利益。在医院经营权和所有权分离的条件下，医院经营者与所有者的目标是有差别的。经营者以自身利益作为自己追求的目标。不同性质的医院直接影响和左右了医院的经营目标。医院员工是实现医院经营目标的重要力量，员工的切身利益能否得到保证，直接影响到医院服务质量的好坏、经营活动效率的高低。非营利性医院经营的目标，是以较少的耗费，取得较大的医疗服务效果，满足人民群众的基本医疗要求，提高经济效益，增强医院积累和扩大医院的生产。营利性医院经营的目标是以利润最大作为目的，其经营管理战略及决策从营利出发，其利润的分配是实现资本的增值。无论是非营利性医院还是营利性医院，社会主义市场经济条件下，都必须加强经营管理，提高医院经济效益，只不过是经营成果分配的归属不同而已。只有创造了较好的经济效益，才能保证社会效益的充分实现，医院才能生存与发展。

目标是一个内容复杂、相互联系的综合体，从时间上分有现时目标、近期目标、中期目标、长远目标，从份量上讲有主要目标、次要目标、有必须实现的目标；从关系上讲有总目标、分项目标、中间目标和具体目标。所有目标从纵向和横向形成一个相互联系、相互依存、相互制约的有机目标体系。医院的总目标而且还随社会、科技的进步、经济的发展、环境条件的改变，处于不断修订、更新、发展和提高之中。

在医院的总目标的指导下，应制定明确的分目标。主要包括：政治思想目标、医疗目标、质量目标、经济效益目标、改革发展目标、市场目标及财力资源、物质设施、研究与创新、组织结构与活动、人力资源、医疗服务、社会责任等目标。

二、现代医院经营管理目标的特性

医院经营管理目标是医院在复杂多变的环境中求得生存与发展，对自己的行为进行统盘的谋划，是医院所有者和管理者的一种预期，最终责任为一定的结果。它能使医院经营管理制度化、规范化，避免经营管理的随意性和盲目性，这就决定了它必然有如下特性：

1.全局性

医院经营管理目标是在一定时间、空间内医院群体行为要达到的预期结果，根据医院总体发展的需要而制订的。它所规定的是医院的总体行动，它所追求的是医院的总体效果，虽然它必然包括医院的局部活动、目标，但是这些局部活动目标是作为总目标的有机组成部分。因此医院经营管理具有综合性、全局性。

2.方向性

医院经营管理目标，它反映了过去，立足现在，面向着未来，集中院内外各种优势和精华于目标之中，寓总目标于分目标之中，把总目标阶段化、定量化、具体化、定向化于各种目标之中，促使医院群体有规律地向前运动，是整个经营管理活动的中心。

3.可及性

医院经营管理目标是对未来的规划，但并不是不能达到的幻想。它密切联系、影响、制约着医院的人、财、物、信息和管理诸多因素，应在没有突发、意外的情况下，经过全院共同努力可以实现的。制定医院经营管理目标要明确、具体、易于接受，不能过高或太低，应是通过拼搏努力可以达到的。

4.激励性

目标本身就是一个动力源，激励人们为之奋斗，目标与每个人的精神、物质需要和满足相联系。在目标的实现中，员工劳有所酬，功有所奖，获得相应的物质利益，既表现为经营管理的绩效，又表现为为之奋斗的个人荣誉。因此，目标有激励作用，能够激发员工积极努力的热情。

5.网络性

网络性是指目标群之间纵横交错的关系，从纵向看，目标有以从属递进的关系，有层次、有级别，从横向上看，目标间有相互联系、相互补充、相互制约的关系，缺一不可地统一于总目标之中，形成目标种群系列，所有目标从纵的层次序列和横的种群系列，具有网络性特点。

6.规范性

医院经营管理目标，要符合医院经营管理的客观规律和规范形式，显示新时期改革开放创新的时代精神，作为衡量、评价工作业绩的尺度。

7.重要性

医院各类经营管理目标，都是缺一不可的，都是实现医院总目标的必要条件，但这些目标在总目标中的地位、份量，有主次之分，因此要分清主次、轻重缓急，突出重点，全面推进。

三、医院经营管理目标的功能

医院经营管理目标是一切经营管理活动的依据，它既是管理活动的出发点，又是一切管理活动所指向的终点和要求达到的结果。因此，医院经营管理目标具有以下功能。

1.导向功能

医院经营管理目标是经营管理工作的方向标，对人们的行为进行导向和指引，成为医院一切经营活动追综、前进的方向。目标方向正确，工作效率就高，经营管理绩效就好；反之，方向目标不明或错误，工作效率就低，经营管理绩效就差。

2.激励功能

医院经营管理目标的内容、意义、要求及其对执行者的利益被员工所了解时，就会产生一种强烈的推动力，使每个员工明确本人的工作目标在总目标中的地位、作用和价值，受到鼓舞，并为之奋斗。医院经营管理者制订目标，要从群众中来，到群众中去，让群众明白，并自觉主动地执行管理者的意图和指令。

3.聚合功能

聚合功能是由目标的方向性和网络性决定的。目标可以把医院全体员工的行动统一起来，为共同目标努力奋斗，医院经营管理者要考虑目标是否反映了大多数人的意志，为大多数所接受，有哪些不可忽视而又必须排除的实现目标的障碍等，充分发挥目标的聚合功能。

4.标准功能

目标是医院经营管理绩效的公共尺度，经营管理的过程和终结都可以用目标的标准尺度来衡量和评价全部工作质量和效果。

但每个医院的目标是根据自己的具体情况制订的，应注意目标标准与行业评价标准的差异，全面衡量医院的工作。

四、制订医院经营管理目标的依据

制订医院经营管理目标的依据，有以下几个方面。

1.党和国家的有关方针、政策、法规

制订医院经营管理目标，都必须以党和国家的有关方针、政策、法规为依据，在法规允许的范围内，把国家的政策、规定具体化，这是保证医院经营管理目标与社会大环境一致性的前提。

2.现代科学管理理论

制订医院经营管理目标时，要掌握系统论、信息论、控制论的方法，应用现代科学管理理论、原理、技术充分采集院内外信息，制订具有现代医院特点的科学目标体系。

3.分析预测

医院经营管理目标是指向未来，医院经营管理者要经常调查研究，掌握和分析各种信息，预测社会发展趋势，医学科技发展趋势，人口、疾病变化趋势，医疗市场发展趋势等等，在调查研究的基础上，分析预测医院的未来，制订医院经营管理目标。

4.现实主客观条件

医院制订经营管理目标，必须立足于现实主客观条件，任何目标都不能超越现实条件，这是目标切实可行的基础。但立于现实不是等于安于现状，不思进取，而是结合实际创新思路，制订跨跃式，超常规的医院经营管理目标。

第二节　现代医院经营管理方针

方针是指导组织行为的总则，方针的制订受到若干因素的影响，政府的法规、质量标准、定价方式、用人制度、工作条件、工资等，以及竞争对手的方针，方针应有助于成功地实现组织的目标和战略的实施。方针有助于确保组织中的一切部门按相同的基本准则来行动，有助于组织内部部门之间的协调与信息沟通。

一、医院经营管理方针的内容

医院经营管理方针，是在一定的历史时期内，为了达到医院经营管理目标和战略而制订的指导原则。它是实现医院经营管理目标、贯彻经营管理思想和组织医院业务活动的行动指南和指导规范，是针对某一时期医院经营管理所必须解决的许多重要问题而采取的基本原则和行动方略。

制订医院经济管理方针，是对传统管理观念的突破，是医院在新形势下生存与发展的指南，医院经营方针的正确与否，决定着医院经营管理活动的成败，决定着医院目标能否实现和实现程度，医院目标离开了经营方针的指引，经营管理活动将会迷失方向。因此，医院经营管理方针是医院实现经营管理目标的前提和先导。医院经营管理方针的主要内容有：

1.突出发展重点的方针

医院经营管理是全员的经营管理，不仅是医院领导者和有关部门，还是各科室负责人和专业技术人员等全体员工都是医院经营者，但要突出医院领导者的地位和作用。医院医疗服务项目及科室众多，必须以本院有特色、优势的专病专科为重点发展对象；在服务对象上确定服务人群，重点是工人，还是农民、干部、市民、军人、学生等，是低收入阶层还是高收入阶层；在专业设备上是重点发展一般的、先进的，还是尖端的；在医疗技术方面是重发展高新技术，还是发展适宜技术，是提供基本医疗服务，还是特需服务，等等。总之，医院经营管理首先必须突出发展重点的方针，同时兼顾一般。

2.以人为本的服务方针

满足人民群众的医疗保健需求是医院的根本宗旨和经营管理的出发点。病人至上、以人为本是医院经营管理方针的主要内容，只有切实以人为中心，以人为本，以热情周到的服务，廉洁的医德医风，优质的医疗质量，合理的收费价格，最大限度满足人们医疗保健需求，才能赢得人们的信赖，提高医院竞争力。因此，医院经营管理必须坚持以人为本的服务方针。

3.质量第一的方针

医院医疗服务质量的好坏直接关系一家医院经营管理的成功与失败，医疗服务质量是医院经营管理中的重要因素。医疗服务质量的高低、好坏，是医院兴衰成败的大事。因此，医院经营管理必须坚持质量第一的方针，提高医疗服务质量。

4.开拓市场的方针

医疗市场的竞争日趋激烈，医院必须适应新形势发展的需求，努力开拓医疗服务市场，探索不同人群、不同观念、不同形式、不同层次的医疗保健需求方向，不断调整自己的服务方向、范围、形式、水平等，赢得市场、开拓市场、提高医院竞争力。

5.重视人才的方针

医院经营管理的关键是人才，人在经营活动中是最活跃的、最基本的、最积极的重要因素，任何物的因素只有通过与人的结合才能发挥其作用，创造其价值。只有重视人才、培养人才、开发人才、留住人才，医院各项事业才能兴旺发达。

6.发展创新的方针

市场经济条件下，医疗市场、社会大环境都处于变化之中，医院经营管理要发展创新，适应新形势的发展变化，及时调整经营管理思路、方针和方法，抓住一切发展机遇，灵活经营，使医院管理由被动管理向现代化的动态管理前进。

二、医院经营管理方针的制订原则

医院经营管理方针的制订受到政府的法规、质量标准、医疗服务、定价方式、用人制度、工作条件、工资待遇以及竞争对手的方针等诸多方面因素的影响和制约，医院经营管理方针制订应坚持以下原则。

1.遵循贯彻党和国家的方针、法规和政策的原则

我国社会主义国家的性质，决定了医院必须遵循贯彻党和国家有关方针、法规和政策，这是指导医院经营管理的基本原则，是制订各个医院经营方针的依据。

2.保持经营管理方针的连续性和综合性的原则

制订医院经营管理方针，要保持经营管理方针的连续性和综合性，要承上启下，相互照应，瞻前顾后，照顾左右，使之成为相互联系、相互依存、相互影响、相互制约的有机整体，减少不必要的冲突和磨

擦，使之协调、同步地发挥作用。

3.围绕优势的原则

每个医院都拥有自己的相对优势或潜在的优势，医院经营管理方针的制订，一定要紧紧围绕本院的优势，加快优势的发展、状大。

三、医院经营管理方针

经营方针是建立医院形象的基础，是医院活动的全部总和，医院的方针分基本经营方针和年度经营方针。

1.基本经营方针

医院基本经营方针是医院最基本的思想方向文化，涵盖了基本文化、行业政策、人事政策等基本政策，是较长时间不轻易改变的事业政策，具有医院经营的基本理念，带有哲学性的性质，是一种抽象的、不能以数字表示、带有普遍性质、一般不随意变更的特点。

2.年度经营方针

医院年度经营方针是非常具体而且容易了解的，年度经营方针的制订，需要仔细地审视影响医院的内外部因素，将可能影响到经营环境的事项加以调整，综合制订。

年度经营方针包括以下几项：

（1）与"人"有关的经营方针。

与"有"有关的经营方针有：①员工任免与薪酬等有关的方针；②权限、责任、组织、职能等有关的方针；③表扬及奖赏等赏罚分明的方针；④每人可创造收益，每人设备装备力有关的方针；⑤招收、聘用、晋升用人方针；⑥对员工要求的方针。

（2）与"物"有关的经营方针。

与"物"有关的经营方针有：①采购相关方针；②库存相关方针；③质量相关方针；④设备投资等相关方针。

（3）与"财"有关的经营方针。

与"财"有关的经营方针有：①收益率方针；②利益分配方针；③价格方针；④资金运用及信用方针。

第三节　现代医院经营管理机制

现代医院经营管理机制主要是指医院各种经济行为产生的原因与机理，医院经营管理机制包括决策机制、运行机制、技术机制、竞争机制、激励机制、约束机制等。认识医院经营管理机制，有利于合理预期医院的经营活动及其结果。

一、医院经营管理机制

医院经营管理机制是指医院各种经济行为产生的原因与机理，也就是指医院内部经济机体各种构成要素之间的连结方式和相互作用及运行功能，即医院机体内在的互相作用的计划、组织、指挥、协调、监督等各种功能及相互关系。

现代医院经营管理机制必须遵循医疗卫生事业的经济发展规律，只有这样才能改善医院的经营管理，增强医院的生机与活力，促使医院健康稳步地发展，取得社会效益和经济效益的双丰收。

二、医院经营管理机制的内容

医院经营管理机制包括许多方面，最主要的有经营决策机制、运行机制、技术机制、竞争机制、激励机制、约束机制等。

1.经营决策机制

医院经营决策机制不仅涉及医院经营者的产生，而且涉及医院经营决策以怎样的程度做出，这是经营管理机制的关键。科学有效的决策需要独立自主的决策体系和科学完善的决策程度、决策的方法。医药卫生体制改革，实行所有权与经营权分离，扩大了医院经营自主权，实行院长目标任期责任，强化了院长在医院经营管理决策中的中心作用。为了增强院长决策的科学性，防止独断、片面性，要建立决策机构和决策咨询机构相结合，建立多层次、多能级、各级职责分明、互相协调的决策体系，运用科学的决策方法，按照严格的决策程序进行决策，形成民主协调、集中统一、运转自如的科学化的决策机制。

2.运行机制

运行机制主要指医院经营管理的组织结构、运行管理方法、经营服务形式，这是医院经营管理的基础。运行机制涉及医院的各个方面，建立合理有效的运行机制，要按精干、高效的原则，合理设置医院的职能机构，防止机构臃肿，人浮于事，造成效率低下。按能级原则建立院科两级责任制和绩效考核制度；按职、责、权、利统一的原则，划清职责范围，使医院形成科学合理的组织结构系统和运行流程，提高工作效率和工作效能。

3.技术机制

医院技术机制是指医院业务技术的结构、布局和功能，它是医院经营管理的决定因素，包括人才、设备、信息等。医院经营管理必须重点发展培养医院特色的医疗服务，重点培养人才，引进研究先进实用的技术，改善相应的设备，形成自己的特长和特色，带动医院整体业务的发展，取得更好的经营成果。

4.竞争机制

医院经营管理引入竞争机制是坚持以人为本，促进医院内部运行机制改革的必要条件。医院经营管理必须将竞争机制引入医院内部各个不节，实行工作岗位公平有序竞争，实行病人选医生、选护士，优胜劣汰，坚持全员参与、公平竞争、层层聘任，使每个工作人员都充分展示才能和工作业绩的机会，推动医院人事、分配制度改革，做到人尽其才、物尽其用、多劳多得、优劳优得。

5.激励机制

激励机制是人们从事医院经营活动的动机与力量来源，也称为动力机制，它是提高员工队伍素质，调动职工积极性、创造性，进一步增强医院内在活力的机制，是医院经营管理的重要因素和基本任务。它包括利益机制、分配机制、竞争机制、政治机制、思想机制、教育机制等，其中利益分配机制起着主导作用，医院缺少强有力的激励机制，其经营目标就无法实现。

人的行为是受动机支配的，调动每个员工的积极性是激励机制的出发点和归宿，在医院经营管理中，要正确处理国家、单位和个人三者的关系，深化分配制度改革，打破平均主义、大锅饭，实行多劳多得、优劳优得，坚持效率优先、兼顾公平的原则。充分发挥利益分配机制在医院经营管理中的突出地位与作用。

6.约束机制

约束机制是指对医院具有进行控制、约束、调节功能的机制，它与激励机制相辅相成，形成对立统一体，是促使医院经营管理健康发展的重要因素之一，对经营管理起着制导、监督作用。医院缺乏有效的约束，其经营管理的目标将无法保证实现，为了保证医院正常运营，必须对医院经营活动的相关主体实施行之有效的约束。

约束机制分为内部约束机制和外部约束机制。①内部自我约束机制主要有：加强党组织建设，充分发挥党组织的保证监督作用；强化职工代表大会制度和院务管理委员会制度，充分发挥民主参政议政作用；建立内部审计制度，建立财务内部控制制度，健全必要的岗位、控制、考核、奖惩等规章制度；建立员工道德行为、精神文明建设规范的评价、监督体系等等。通过内部自我约束机制，调整医院内部各部门功能和组织人员的行为，使之廉洁、协调、高效地运转。②外部环境约束机制主要有：医院所有者对经营者的监督，有关医院经营管理方面的法律、法规、法令和方针、政策；卫生行政部门对医院的监督管理，社会新闻媒介监督；社会、病人、有关单位的监督。通过外部环境约束机制，把医院置于社会、经济、政治、市场的大环境中，促使医院健康发展。

总之，医院经营管理机制体系中，所有机制都是相互联系又相互对立的，既要注重发挥每个机制的功能，又要注重各种机制的综合功能。

医院的产权对医院经营机制有着极为重要的作用。医院产权结构是指在医院经济主体之间存在的基本利益关系。我国现代医院制度尚未建立，作为医院产权结构主要由国家、经营者与员工之间的利益关系组成。产权包括财产所有权、使用权、收益权、处置权，财产所有权是产权的核心。医院产权制度改革是医院改革的关键，只有产权清晰，才能有效激励人们去努力工作，使人们在追求个人利益的最大化的同时实现医院良好的效率与效益。不合理的产权会诱导人们为各自的利益而争斗，压抑人们工作的积极性。其次，产权对人们行为的约束硬化，有助于医院降低经营成本，提高经营管理水平。产权约束软化的条件下，人们缺乏对医院应有责任心，损失、浪费严重，效益低下，给医院经营带来浪费和损失。因此，医院产权制度改革是建立现代医院制度的必由之路，通过产权制度改革，有利于建立医院自主经营、自主管理、自我约束、自我发展的运营机制，促使医院之间的竞争，合理配置卫生资源。

第四节　现代医院经营管理形式

随着社会主义市场经济的建立与逐步完善，医药卫生体制改革的进一步深化，医院之间的竞争将更加激烈，医院也要遵循市场经济规律，通过多种形式医院经营管理责任制的有效运作，以尽可能少的耗费取得较好的经营管理效益，是医院经营管理的重要内容之一。

一、现代医院经营管理责任制概述

医院经营管理责任制是把经济管理与技术管理、质量管理、行政管理结合起来，把医院经营与提高社会效益和经济效益结合起来，把责、权、利有效地结合起来，通过多种渠道充分利用医院的各种资源，提高医院资源的利用效率，降低成本耗费，不断提高医院经营效率和效益的方法和形式，是对传统医院管理模式的冲击和突破，是深化卫生改革的需要，是适应社会主义市场经济发展规律的需要。

（一）医院经营管理责任制的涵义

医院经营管理责任制是在国家有关方针、政策、法规宏观指导下，以现有医院的资源为基础，以提高医院经营管理绩效为准则，依据社会分工协作的要求，建立起的适应社会经济发展需求的，责、权相统一的一种经营管理责任制。

医院实行经营管理责任制，其目的是搞好医院经营管理，将医院和广大员工的经济利益，同他们所承担的责任以及所经营实现的经济效益联系起来，充分调动和激励一切积极因素，提高各级各类人员的责任感和专业水平，提高医院整体功能，争取用最少的耗费取得最大的社会效益和经济效益，加速实现医院现代化的进程。

（二）医院经营管理责任制的内容

医院经营管理责任制的内容是责、权、利相结合，责是核心，权是实现责任的保证，利是完成责任的动力。

1.责任

责是应尽的责任，包括技术责任和经济责任。

（1）技术责任

医院的技术责任是以病人为中心，全面完成医、教、研等各项工作，提高医院医疗服务质量和管理水平，出人才、出成果，有效地保障人民群众的身体健康，是医院社会效益的集中体现，是为社会承担的主要责任。

（2）经济责任

医院的经济责任是医院应承担的经济方面的责任，主要包括以下几个方面：一是医院对所有者应承担的经济责任，二是医院科室、班组和个人对医院应承担的经济责任，三是医院之间通过合同协议应承担的责任，四是医院员工之间的经济责任，等等。

2.权利

医院经营管理责任制的权利包括人权、财权、物权和经营管理权，最主要的是对医院卫生资源的经营管理权。

3.利益

利益是经济利益，是医院实行经营管理责任制，医院员工履行职责，合理使用权利，取得经营成果应当获得的物质利益。

（三）医院实行经营管理责任制的必要性

医院实行经营管理责任制可以充分发挥每一种要素的作用，通过对可以支配的资源进行运筹、谋划和优化配置，获取较好的效益。因此，医院实行经营管理责任制是适应新形势发展的客观必然性。

1.符合社会主义市场经济的要求

随着市场经济的建立与逐步完善，社会经济都发生了很大变化，生产的社会化程度普遍提高，促进了卫生生产力社会化程度的提高，卫生生产力各要素之间的内在联系更加广泛，社会化分工越来越细，卫生生产力的基本要素要得到合理的组织和利用。市场经济条件下，医院作为一个独立的经济实体，要逐步实现自主经营、自主管理、自我发展。

我国卫生服务能力发展不均衡，城市各医院之间，城乡医院之间，特别是大医院和小医院之间，都存在着设备、技术力量各方面的差别，发展不平衡，充分利用市场的力量，打破条块分刻和各自为政的状态，实行优胜劣汰，优化组合，充分发挥各自的优势，进行优势互补，是医院实行多种形式经营责任制，适应社会主义市场经济发展的需求，也是医院实行多种经营管理责任制产生的基本条件。

2.符合医院提高竞争力的需求

医院之间的竞争其实质是人才、质量、成本的竞争，在保证和提高医疗服务质量的前提下，采取多种经营管理责任制，可以扩大医院的医疗市场份额，有利于充分利用医院各种资源，可以有效地降低服务成本，增强医院的竞争力。

3.符合提高医院经营管理效益的要求

医院实行多种形式的经营管理责任制的目的，是通过多种形式的有效运作和经营，全面加强资源管理，包括医院资源、合理组织、有效协作，实现医院的外延扩张和内部资源结构的调整，达到医院资源的优化配置和有效利用，不断提高医院经营管理效益，这是医院实行经营管理责任制的根本动因。

4.符合社会主义物质利益原则的要求

医院实行经营管理责任制，责、权、利相结合，明确了各方面的责任和利益，扩大了医院的经营的权利，经营结果同劳动所得相联系，打破了分配上的平均主义，充分地调动了医院和职工的积极性和创造性，为提高医院经营管理效益创造了条件，促使为社会提供更多更好质优价廉的医疗服务。

5.符合我国卫生事业发展的客观要求

旧的医疗管理体制已明显不适应新形势发展的需求，乱办医，办医乱，条块分割，各自为政，造成卫生资源不足与浪费同时并存的局面，造成医疗市场无序竞争，医疗费用上涨过快。建立与市场经济体制相适应的我国卫生管理体制，必须充分发挥市场和政府两种力量的作用，促使卫生资源得到充分利用，最大限度地发挥整体功能。因此，医院经营管理责任制，是符合我国卫生事业发展需求的。

总之，医院经营管理责任制同医院实行经营管理是相辅相承的，建立经营管理责任制是医院经营管理的制约条件，保证医院经营管理的正确方向，医院实行经营管理是建立经营管理责任制的基础和前提，实行经营管理又必须有经营管理责任制来保障。

（四）医院经营管理责任制的基本原则

1.全面性原则

医院是一个有机的整体，各科室之间的工作互补性很强，相互依赖，制订医院经营管理责任制，要把握大局、综合分析。

2.效率性原则

医院经营管理责任制，要坚持效率优先原则，充分合理地利用医院资源，提高效率。

3.科学性原则

医院经营管理责任制形式多种多样，内容复杂多变。因此，在制订医院经营管理责任制时，必须坚持正确科学态度和实事求是的精神。

4.责权利相结合的原则

医院经营管理责任制必须坚持责权利相结合，做到责任分明、权利充分、利益合理。

5.两个效益统一的原则

医院经营管理责任制必须坚持社会效益和经济效益相统一的原则，正确处理两者之间的关系。

（五）医院经营管理责任制的作用和意义

多种形式医院经营管理责任制的实行，对于增强医院活力，促进医院发展具有重要的意义和作用。

1.有效配置卫生资源，提高医院整体效益

改革开放初期，为了解决人民群众看病难、住院难、手术难，国家采取外延式扩张卫生发展之路，大力培养卫生技术人员，投资兴办了大批医院，鼓励社会办医等多种形式，有效地解决了"三难"问题，但随之而来出现了供大于求的局面，大部分中小医院处于"吃不饱"状态，卫生资源利用效率较低，各医院之间为了生存，采取不正当竞争手段，拼设备、乱检查、大处方，恶性竞争，市场秩序混乱，既增加了患者的负担，又造成有限卫生资源的极大浪费。采取多种形式的医院经营管理方式，可以有效地配置卫生资源，解决资源配置效益低下的问题，通过优势互补，集中资源壮大一批有优势医院的实力，产生规模效益，进而提高整个卫生行业的效益。

2.提高医院两个效益

通过医院经营管理的多种形式，提高卫生资源的利用效率，扩大医疗业务，增加服务项目，提供优质服务，增加医疗市场份额，方便人民群众就医，提高医院社会效益，在取得社会效益的同时，因为有效地配置卫生资源，做到人尽其才，物尽其用，提高劳动生产率，盘活卫生资源，减少损失和浪费，以较少的投入取得了尽可能大的经济效益。

3.提高技术效益

多种形式的医院经营管理方式，促使先进医疗技术的传播，极大地推动医学科学技术的进步和人才交流，加速了技术的交流和合作，提高了技术的利用效率，产生了巨大的效益。

4.提高管理效益

多种形式的医院经营管理方式是审时度势、扬长避短、趋利避害而形成的最佳方案，打破了传统的管理思维方式和方法，扩大了视野，由经验管理向经营管理型转变，由封闭管理向开放管理转变，开创与时俱进的管理模式，使医院经营管理进一步科学化、规范化，大大提高管理水平，使之产生较大的效益。

二、医院经营管理责任制的形式

医院经营管理责任制是改革开放以来，适应我国卫生生产力发展水平，借鉴企业改革成功地经验，结合医院自身特点建立起来的一种管理制度。它极大地推动了我国卫生事业的发展，促使医院管理进入了一个新的发展阶段。

（一）现代医院经营管理形式

现代医院经营管理形式是指医院在经营活动中的行为模式，广义的医院经营模式就是医院制度，它是以产权制度为核心，组织制度为载体，管理制度为依托，法人制度为保障。环境不同要求医院采用的经营形式也不同，计划经济体制与市场经济体制下的医院经营管理形式是有本质差别的。即使在同样的环境下，不同的医院经营方式也会有差别，主要是不同的医院产权结构与经营机制所致，经营形式则是它们的具体表现形式而已。现代医院经营管理形式是由医院的具体条件决定的。由于所有制性质不同，医院所处地理位置不同，医院规模大小不同和经营管理状况存在差异，医院经营形式也各不相同，医院可以由所有者自己经营或聘用他人来管理，还可以将医院租赁给他人来经营，连锁经营或委托经营也是医院经营的重要形式。公有医院经营形式按照所有权与经营权是否分离有以下几种基本形式：

1.公有产权自营

公有医院在我国医院中占主导地位，政府代表国家直接从事医院经营活动。医院没有自己特殊的利益，所有经营决策由政府做出，医院经营出现的盈亏由国家承担，对员工激励也主要通过非经济手段进行。这种形式的优点：有利于政府对全社会经济活动的计划与安排，有利于国家把有限的资源集中使用，有利于确保社会总体利益最大化，与计划经济体制相适应。缺点：政府面对众多的医院及日趋复杂的联系，政府不能及时准确地做出医院经营决策，经营者缺乏必要的激励约束机制，抑制医院客观经济规律发生作用，国家对医院监督成本高，不适应市场经济体制。随着社会主义市场经济的逐步完善，转变政府职能，政事分开，这种形式将逐步减少。

2.公有产权他营

医院院长任期目标责任制、承包、租赁、股份制、股份合作制、医院集团、中外合资合作形式是我国公有产权他营的形式，政府作为所有者不直接经营医院扩大公有医院经营自主权，通过产权制度改革，实行所有权与经营权的分离。

（二）医院经营管理责任制方式

由于医院的存在形式和隶属关系不同，医院所处的地理环境，人口交通情况等都会对经营管理责任制的内容和方式产生影响，其方式各异，主要有以下几种方式：

1.承包经营责任制

承包经营是指医院所有者或发包者同承包者通过合同契约形式

明确双方的责任权利，科学地确定双方之间的物质利益关系，实质上是以利益制约为出发点，科学地确定各方利益的关系，承包经营者对发包者承担一定的责任，拥有一定的经营管理权利和利益，承包者积极性高，能充分利用卫生资源，提高利用效率。

承包经营的内容一般包括：任务指标、质量指标、资产增值、承包形式和期限，各方的权利和责任，奖惩办法，等等，承包形式也多种多样，有对医院全面承包、单项承包、盈亏自负承包、有偿承包、风险承包等，承包协议一经签订，具有法律效力。

承包经营责任制的实践证明，有利于充分调动医院和职工的积极性，提高了工作效率，有效地利用了卫生资源，促进了医院的发展，但承包经营未从根本上解决政府与医院之间政事不分的问题，经营权力扩大，相应的权力约束机制不强，容易出现短期行为，影响医院长期的发展。

2.院长目标责任制

院长目标责任制，对目标制订比较详细、全面，包括经济效益目标、社会效益目标、医疗质量目标、医疗服务目标、精神文明目标、职工福利目标、发展能力目标等有关方方面面，院长目标责任制与院长任期相结合，即有长远目标又有阶段目标，即有量的要求又有质的要求，目标一经确定具有政纪效力。

院长目标责任制有利于促进医院全面健康发展，但缺乏必要的内动力，容易造成工作的低效率。

3.租赁经营责任制

租赁经营是将医院全部或部分科室出租给经营者，由经营者向出租者交纳一定的租金，到期收回，承租人要有一定的财产抵押或信用担保，防止经营不善而造成损失，承租人具有一定的经营风险，一旦经营失败，承租人就要承受一定的损失，租赁协议一经签定即具有法律效力。

租赁经营责任制具有风险性高，但有利于充分调动承租人的积极性，充分有效地提高资源利用率，但也容易造成短期行为现象的发生，一般适用于亏损或难以为继的小型医院，或者医院内部的亏损科室及后勤服务项目等。

4.股份制

股份制是社会化大生产和市场经济发展的必然产物，是一种以集资入股方式把分散的、属于不同所有制的生产要素在自愿的基础上结合起来，统一使用，共同经营管理，按股份比例负责盈亏的经济组织形式，医院经营管理实行股份制，有利于建立产权明晰，责权明确，政事分开，管理科学的现代医院制度。

目前情况下，医院股份制的形式也有多种形式，有内部职工持股、国家持股、其他单位或个人持股等，都处于不规范的状态，不属于真正意义上的股份制。

5.其他经营管理形式

其他经营管理形式包括股份合作制、医院集团、连锁经营、中外合资合作形式，品牌经营等。

（三）医院实行经营管理责任制的管理

医院实行经营管理责任制必须加强宏观调控和内部管理，完善医院内部和外部制约机制，兴利除弊，才能保证医院经营管理效益的实现。

1.健全责任制的考核内容或考核标准

医院多种经营管理责任制要健全考核内容或考核标准，既有综合性标准，又有单项标准，既有社会效益标准又有经济效益标准，既有量的标准，又有质的标准，只有全面合理地制定考核标准，健全责任制考核标准体系或内容，才能保证经营管理责任制的正确开展，才有利于兼顾各方利益。

2.强化约束机制

医院实行多种形式经营管理责任制，必须完善医院内部和外部各种制约机制，从制度上、政策上定期进行考核、检查、监督、保证医院经营管理责任制的正确方向。

3.确定合理的责任期限

医院经营管理责任制期限的长短是影响责任人行为的一个重要因素，为了保证医院经营管理责任制的有效运行，要确定合理的责任期限，使责任人既有压力，又有动力，有效兼顾短期利益和长期利益。

（四）医院经营管理责任制应注意的事项

目前医院经营管理责任制处于改革初级阶段，虽然有利于加强医院经营管理，提高医院经济效益，但也存在一些不足之处。在实施医院经营管理责任制的过程中，应努力克服存在的不足，进一步完善医院经营管理责任制。

1.过分片面地注重经济效益，忽视社会效益

医院实行经营管理责任制往往过分注重经济效益，片面地追求经济收入指标，从而造成忽视社会效益，增加了人民群众和社会的负担，从长远地看也影响了医院的长远发展。

2.重量的指标，轻质的指标

多种形式医院经营管理责任制，一般过分注重数量指标，盲目追求经济增长，门诊病人数量、住院病人数量等，不很重视经济效益、医德医风、医疗质量、病人负担水平等有关质的指标，容易造成医德医风滑坡、服务质量下降、病人负担加重等问题。

3.重短期效益，轻长远效益

医院经营管理责任制由于具有一定的期限，在一定的期限内责任人容易重视短期效益，轻长远效益，对人才培养、科技投入、房屋建设、设备购置等有关的投资减少，从而影响医院的发展能力。

三、现代医院经营管理责任制的创新

改革开放以来，医院经营管理从无到有，从经验管理到科学管理，多种经营管理制为现代医院经营管理创新提供了宝贵的经验，21世纪我国医药卫生体制改革处于全面攻尖阶段，只有与时俱进、敢于创新，才能探索出一条符合我国国情的医院发展之路，才能切实有效地提高医院经营管理效益。

（一）医院经营管理责任制创新的动因

医院经营管理责任制创新的动因包括许多方面，主要是有政府职能改变，市场竞争的激烈，产权制度的改革等。

1.政府职能改变

卫生主管部门由办卫生向管卫生的职能转变，医院真正成为自主经营、自主管理、自求发展的经济实体，真正落实了医院经营自主权，才能促使医院经营责任制进行创新，适应新形势发展要求，保证医院健康稳步发展。

2.市场竞争的激烈

国家通过引入和加大市场竞争的作用，促使医院之间的竞争更加激烈，优胜劣汰规律将充分地发挥其作用，医院为了提高竞争力，提高医院资源的利用效率，必须采取多种形式的经营管理责任制，充分调动各方面的积极性和创造性，以适应市场的需求。

3.产权制度改革

市场竞争的激烈，政府职能的转变，处于劣势的医院必将被淘汰出局或进行联合重组，这势必进行医院产权制度调整与改革，医院产权制度改革是深化医院经营管理责任制创新不可回避的一个话题。联合重组包括医院重组、资产重组和产权重组，医院重组是指医院整体的分立与组合，有股份制改造、兼并、收购、合并、合资、分立、破产等。资产重组是指改变资产的形态及数量比例，实际上是不同医院之间的资产重组，也就是说改变了医院的组织形式，导致了医院的分立与合并，也改变了资产的产权关系。产权重组是指改变了医院资产的产权关系，包括产权的分离组合及产权主体的改变。总之，医院产权制度改革促使医院经营管理责任制的创新。

（二）现代医院经营管理责任制的创新形式

1.股份制形式

股份制是社会化大生产和市场经济发展的必然产物，是一种以技术、管理、资金等入股方式把分散的、属于不同所有制的生产要素在自愿的基础上结合起来，统一使用，共同经营管理，按股份比例负责盈亏的经济组织形式。

股份制为医院建了一种全新的运行机制，对探索社会主义初级阶段适应医院发展的模式具有深远的影响，有利于建立产权明晰、责权明确、政事分开、管理科学的现代医院制度，真正实现医院的自主经营、自主管理，自我发展。

2.兼并形式

以一所医院为核心，纵向或横向兼并其他医院，重组成为一个新的医院，具有相同的法人代表，产权转移，人、财、物统一管理，被兼并的医院作为分院或分部。

3.联合形式

是指医院之间其隶属关系不变、建制不变，由核心医院派出管理人员，输出技术、输出管理，提高被联合医院的经营效益，并获取一定的利益，形成医院集团化管理模式。

4.资产重组形式

以资产为纽带，由多家医院横向或纵向，不分医院级别全方位重组联合，合并成一个医院集团，被合并的医院保持各自的相对独立性。主要作用是通过重组，采用相同的管理模式，共享医疗资源，从而产生规模效应。

5.连锁经营形式

由某一专业或专科采用相同的标准化管理模式，统一经营服务标准，规范化连锁经营，易于快速发展，创立名牌，实现品牌效应。

6.托管形式

对一些医院采取租赁、承包等多种委托经营形式，从而提高医院的经营效益。

7.购并形式

采取全额转让等多种形式，对一些经营效益不佳、难以为继，又不符合区域卫生规划的医院采取拍卖转让，吸引社会资金。

第三章　现代医院经营管理决策与战略

　　社会主义市场经济条件下，医院的活动是在特定的市场中进行的，科学地进行经营管理决策和选择战略是现代医院经营管理的一项重要工作，它关系到医院的生存与发展，只有制订正确的经营战略，才能保证医院经营管理活动的规划性，减少盲目性，促使医院沿着正确的方向前进，增强自身的竞争能力和适应外部环境变化的能力，使医院内部经营机制与医院环境始终保持相适应的最佳状态。决策失误、战略不当，就会给医院造成损失。因此，现代医院经营管理，在经营活动之前要选用各种技术和方法选择最佳的战略。

第一节　现代医院经营管理决策

　　决策是一个提出问题、分析问题、解决问题的系统分析过程，它贯穿着经营管理的各个方面和全过程。科学、正确地进行医院经营管理决策是医院经营管理的一项重要工作，决策正确，可以增强医院自身的竞争能力和适应外部环境变化的能力，决策失误，就会给医院带来损失。因此，医院经营管理决策关系到医院生存与发展的大事。

一、现代医院经营管理决策的概念

现代医院经营管理决策是对一定时期医院经营活动确定目标，从每个可行性方案中选择一个最合理方案的分析判断过程，是为了解决未来事件，为未来行动确定方向、目标和实现目标的具体途径。一般包括经营管理战略与方针决策、经营管理目标与计划决策、服务项目或范围和技术发展及服务质量决策、财务筹资管理决策、管理组织机构与人事决策等。

随着卫生改革的深入发展，医院自主经营权的扩大，社会主义市场经济的不断完善，医疗市场的竞争日趋激烈，客观上要求医院对社会环境和市场环境的变化做出迅速的、灵敏的反应，运用科学方法，预测未来，做出正确经营管理决策。医院才能提高适应环境变化的能力，提高竞争力，使自己得以生存、发展和壮大。

二、现代医院经营管理决策的类型

医院经营管理决策内容十分广泛，从决策的不同角度，按时间、对象、要求、形式、条件的不同可分为以下几种类型。

1.按时间的长短分

（1）长期决策。一般是一年以上，三、五年或更长时间，如医院规模、大型设备购置、土建工程的决策等。特别是医院规划要有长远和发展眼光，要一次规划分步实施，不能光顾眼前，不考虑发展，房子今年盖、明年拆；一届领导盖、下一届领导拆；设备今天买这个，明年买那个；今天发展这个专科，明年发展那个专科；没有长远规划，造成极大的浪费，因此医院经营管理，首先要考虑规划决策的效益。

（2）短期决策。一般是一年之内的决策。

2.按决策重要性划分

（1）战略决策。属于全局性、长期性的重大问题决策，是对整个医院战略性的经营管理活动所进行的决策，在医院决策的各种类型中，它是最主要的带根本性的决策，如确定医院发展方向、经营目标、经营方针、管理体制与政策、经营规模、技术更新改造，其重点是适应外部环境变化，由医院最高层领导决定的，这类决策关系到医院前途和命运，关系医院的效益。

（2）管理决策。是属于执行战略过程中的具体战术决策，是对医院中各种管理问题确定模式和方法。在战略决策指导下，决定本院的基本指导思想和理论，决定管理风格和形式，决定基本制度和服务规程等，如经营管理计划等，其重点是如何组织和动员医院内部力量，一般属于中层领导的决策。

（3）业务决策。业务决策是短期的、具体的决策，是指对医院经营业务的内容、形式、种类、规格等预以确定，是日常工作中为了提高效率而做的决策。业务决策可分为两类：一类是在具体业务进行之前对其内容设计、程序设计、形式设计以及效果设想等的决策；一类是在具体业务进行过程中，对各种业务进行的决策。如科室人员的部分调整，科室之间的协作和工作的分配，定额的制订等，多属于基层决策。

3.按决策规律性划分

（1）程序性决策。是指一些经常反复出现的决策问题，这种类型的决策一般都有规律可循，并已形成了一定的决策程序。

（2）非程序性决策。是指那些不经常出现的决策问题，这些决策没有一定的决策程序，而且往往是比较重要的问题。这类决策在很大程度上需要决策者利用其经验来解决，决策者不但要有丰富的经营管理经验，而且必须熟悉与决策问题有关的各方面知识。

4.按决策方法不同划分

（1）计量决策。是指能够计量的决策。

（2）非计量决策。是指不能够计量的决策。

5.按条件不同划分

（1）确定型决策。是指决策所需的各种条件是确定的，各个可供选择的方案的结果也是确定的，也就是说已拟定的各个行动方案与决策目标之间都有明确的数量关系，且各种行为方案都只有一个自然状态，决策即是对其进行比较而取最佳者。特点是：第一，决策有一个明确的目标；第二，有两个或两个以上可供选择的可行的行动方案；第三，每一个行动方案都有一个可确定的结果状态；第四，每一个行动在可确定的结果状态下的损益值是可以计算出来的。

（2）风险型决策。是指已拟定的各种行动方案与决策目标之间的数量关系虽然明确，但方案中存在两个或两个以上的自然状态，即可供选择方案的结果不止一种。但是，各种状态或方案的结果出现的可能性可以利用统计资料计算或进行估计而得到，也可用预测的方法求得。其特点是：第一，决策有一个明确的目标取向；第二，存在着可供选择的两个以上的可行的行动方案；第三，每一种行动方案都存在两种以上的结果状态；第四，每一种行动方案的第一种结果状态的收益或损失值都是可以计算出来的；第五，每一种行动方案所出现的每一种结果状态的可能性大小既概率是可以估算出来的。

（3）不确定型决策。与风险型决策的其他条件都相同，只是状态出现的可能性无法估计，即可选择的各种方案的结果出现的概率是不知道的，只能通过对事件变化的各种因素的分析，估计几种可能发生的状态和各个方案在各种状态下的损益值，也可以通过引进主观概率，来计算比较主观期望值大小来进行决策。

医院高层次的领导决策主要是战略性的、非程序性和非计量性决策；中层领导主要是管理决策，部分为程序性和计量性决策，部分为非程序性和非计量性决策；基层领导和管理人员主要是业务决策，一般为程序性和计量性决策。

三、现代医院经营管理决策的基本原则

医院经营管理决策的基本原则如下。

1.政策性原则

医院经营管理决策，要贯彻执行党和国家的方针、政策、法令、制度，坚持防病、治病，为人民健康服务，在政策法规许可内进行经营管理决策。

2.实事求是原则

从实际出发，对各种方案进行详尽分析研究论证，实事求是进行

医院经营管理决策，切忌主观性、片面性和表面性，以实事为基础，把愿望和实际结合起来。

3.效益统一原则

医院经营管理决策要把医院发展和效益，眼前效益与长远效益、经济效益与社会效益通盘考虑、有机结合，切忌顾此失彼。

4.民主原则

医院经营管理决策直接关系医院发展，关系所有者、医院经营者和员工的利益。因此，决策要充分发扬民主、依靠群众、献计献策、集思广益，使决策更加科学合理。

5.创新原则

医院经营管理决策不能因循守旧，要开拓创新不断进取，开辟新路子，提出新的构思和方法，使决策具有创新性。

四、现代医院经营管理决策程序

医院经营管理活动中的决策行为，即医院管理人员在经营活动之前作出如何行动的决定，是一个提出问题、解决问题的系统分析过程，决策的全过程要遵循一定的程序。

1.发现问题，确定决策目标

决策的目的是为了达到一定的经营目标。因此确定目标是正确决策的前提，建立目标必须明确，决不可似是而非，决策理论注重于定量分析与定性分析相结合，在确立目标时，必须注意目标的可行性。目标确定后，就应以确定的目标作为经营的方向和原则，不要轻易更换，更不可只图眼前利益而放弃目标，甚至由于某些个人的影响而改变既定目标，决策工作首先要从发现问题、确定目标开始的，这是决策的首要步骤。

（1）发现问题。即指出需要决策的问题及症结所在，只有发现问题，才能考虑怎么制定决策方案。

（2）确定决策目标。有了目标才能拟定各种不同的方案，目标不同，决策方案也不同，医院决策目标多种多样，有主要与次要，战略与战术，长远与目前等。决策目标有"必须达到"和"希望达到"两种。

2.分析经营环境，提出限制条件

任何决策方案都是有一定限制条件，这就必须分析客观环境，对医院所处环境进行调查研究，分析医院所处环境的有利和不利因素。收集必要的情报资料和统计数据，根据医院内部条件和经营能力，正视自身的优势和劣势，将市场环境和医院实际进行比较，找出已确定的决策目标有哪些限制条件。

3.拟定预选方案

在目标确定的条件下，根据已掌握的资料，拟定两个或两个以上的可行方案以供选择，拟定方案是进行科学决策的关键和基础工作，是一项专业技术性较强的工作，在这一过程中要做好两个方面的工作。一是可以聘请专家、学者或具有专门知识的专业人员，将需要决策的问题的性质、目的、要求等交待清楚，授权他们去进行专题研究。二是专业人员要掌握大量的调查材料和数据，首先搞好预测，然后认真分析经营环境的基础上拟定各种预选方案，将预选方案建立在科学分析基础之上。

4.评定方案

首先对预选方案进行分析比较，评估预选方案建立的基础是否正确，可靠程度如何。其次，根据各预选方案的决策方法，将有关数据代入相关公式进行计算，分析各个方案的预期效果，然后对各预选方案的实施结果进行预测，从而确定各个预选方案的优劣程度，从而选择最优方案。

5.决策的实施

决策方案要落实到有关部门和人员，制订实施规划，组织方案的实施。

6.决策的反馈

决策方案属于主观的东西，在实施过程中，实施结果与目标可能出现差异，应建立信息反馈机制，及时予以调整或补充，以保证决策方案的最终实现。

五、现代医院经营管理决策方法

决策是人们对客观事物进行分析判断，是对未来事物做出的决定。是主观思维的结果，决策人的思维能力和知识水平及经验非常重要。在各种因素复杂多变的情况下，光靠主观分析判断很难做出准确决策，必须借助现代科学的数理统计方法进行。在实际工作中，应将主观决策同计量决策结合起来，使决策准确而科学。现代医院经营管理的决策根据决策条件分以下几类。

（一）确定型问题决策

确定型决策必须具备以下四个条件：（1）有一个决策者希望达到的明确目标。（2）有两个或两个以上可供选择的可行的行动方案。

（3）只有一个确定的自然状态。（4）每个可行方案在确定状态下的损益值可以计算出来。特点是事物各种情况都是肯定明确的，任务是分析各种方案所得到的明确结果，从中选择最佳的。如果此项工作有三种方案，工作质量及其他条件基本相同，只有成本差异，人们自然就会选择低成本方案。但有些问题比较复杂，虽然条件明确，结果肯定，但要通过计算才能得知。例如，根据劳动服务量、成本、盈亏三者之间的关系分析医院收入发生的影响，可采用量本利分析法，以确定出盈亏平衡点。运用临界收益评价法，即运用盈亏分析确定某项服务是否开展，或者评价多项服务，确定合理的服务结构等。

（二）风险型问题决策

风险型决策即随机型决策，医院在进行经营决策时，面临决策失误而造成亏损的可能性，即使不亏损，也存在着达不到预期的决策目标的可能性。只要有这些可能性，决策者就要承担风险，经营环境的变化是产生这种风险的主要原因。

1.概率和期望法

（1）概率。在医院经营管理中，经常需要对一些事先无法肯定是否发生的事情进行估计。这些事先不能确定的随机性事件的最大特点就是可能发生也可能不发生，对其发生可能性的大小的估计称为该随机事件的概率估计。用统计数据计算出来的概率称为统计概率，是我们经营管理中求取概率最常用的方法。在经营决策中，如无足够多的统计数据或不可能进行重复试验，就只能用主观概率，主观概率是以决策者的经验和对现实世界的判断为依据。

（2）期望值。期望值是采取平均数方法，对各方案出现的概率视为均等，而计算的结果。有收益期望值和损失期望值之分。

2.风险型决策的条件和标准

（1）风险型决策的条件。风险型决策问题必然具备以下五个条件：①存在着决策者希望达到的目标；②存在着两个或两个以上的方案可供选择；③存在着两个或两个以上的不以决策者的主观意志为转移的自然状态；④不同的行动方案在不同的自然状态下的收益或损失值是可以计算的；⑤在几种自然状态中，未来究竟出现哪一种状态，决策者无法肯定，但是每种状态出现的可能性是可以计算或估计的。

（2）决策表。风险型决策问题可以用一组决策表来表示，通过决策表计算各个方案在不同条件下的收益，然后按概率的大小加权平均，计算各方案的期望收益值，进行比较从中选优。

（3）风险型决策的标准。风险型决策的标准有：①期望值准则。风险型决策问题，由于发生的自然状态虽不能事先人为确定，但已知其发生的概率，所以方案的优选是按照各方案的收益或损失的期望值来进行比较而得到的。②最大可能原则。某一种自然状态的概率越大，则其发生的可能性就越大，风险型决策就是基于这样的原则，在各自然状态中挑选一个概率最大的状态进行决策，这种决策方法就是最大可能准则的决策方法，最大特点是比较稳，这种方法适用于若干自然状态中有某个状态出现的概率比其他状态的概率大得多，而在该状态下，各方案的收益或损失值差别不很大的情况；反之，各状态概率都很小，且相差不大，采用最大可能准则的效果不好。实际上最大可能准则是将有两个或两个以上的自然状态的风险型决策问题，转化为只有一个自然状态的确定型问题来进行决策的。

3.决策树法

决策树法是一种以图解为辅助进行风险型决策的方法，这种决策法的思路如同树状，所以称为决策树。用决策树法进行决策，有三个关键步骤：①画决策树，把整个决策问题未来发展的可能性和结果用树状图形反映出来，画决策树的过程，也就是拟订各种方案的过程；②将各个数值、状态及概率画在树上，特别要注重状态概率的准确性；③计算各方案的收益或损失的期望值，从树的末梢开始，以从右到左的方向顺序进行。

用决策树法进行决策的优点是：①它构成一个简单的决策过程，使决策者可以按顺序有步骤的进行；②决策树法有直观的图形，便于决策者进行科学的分析，周密的思考与决策有关的各种因素。③决策树法是对较复杂问题进行决策的方法，特别对各级决策问题来说十分方便，通过逐级思考可以走一步看几步，三思而后行。

4.决策的稳定性分析

进行拟定方案时，通过计算或估计所得到的各自然状态出现的概率，以及方案的收益或损失并非十分准确，有时甚至有很大的偏差，实施方案时，实际执行结果与拟定方案的差异等等，决策者必须进行事先分析，这种分析就是决策的稳定性分析，以免作出错误决策而给医院带来灾难性的后果。

（三）不确定型问题决策

对不确定型的决策，不同的决策者应运用不同的决策标准来进行判断。

1.悲观准则

这是小中取大的决策准则，其思路方法是对客观情况总是保持悲观态度，认为事情的结果总是向着不利的方向发展，从每一个方案中选取最小的收益值，再从这些最小的收益值中选取最大值。

2.乐观准则

同悲观准则正好相反，是大中取大的决策，其思想基础是对客观情况持乐观态度。

3.最小的最大后悔值准则

这个准则的思想基础是，当决策时所选择的方案未能符合实际情况时，决策者必定会产生后悔的感觉，把多种状态中的最大收益值与各方案在该状态下的收益值相减所得的差称为后悔值。

4.乐观系数准则

这个准则的思想方法是对客观条件即不乐观，也不太悲观，让二者平衡一致，平衡方式是用一个数字来表示乐观程序，这个数字称为乐观系数，用 a 表示 $0 \leqslant a \leqslant 1$。决策方法是将各方案的最大收益值乘上乐观系数加上最小收益值乘上 $(1-a)$，然后按照各方案的乐观期望值进行决策。

5.可能性准则

可能性准则的思想方法是对各自然状态出现的概率一视同仁，然后按期望值进行决策。

第二节　现代医院经营管理战略

现代医院要在激烈的竞争中求得生存与发展，必须制订医院正确的经营管理战略，医院经营管理战略是决定医院发展的目标和实现目标的基本措施，有利于全面推进医院经营管理工作。医院经营管理战略的制订要遵循一定的程序，分析主客观条件，在实施过程中对医院经营管理战略进行总结评价，并加以下修正。

一、现代医院经营管理战略的概念

医院经营管理战略是医院面对激烈的变化与严峻挑战的环境，为求得长期生存和不断发展，而进行的总体性谋划。它是医院战略思想的集中体现，是医院经营范围的科学规定，同时又是制定规划（计划）的基础。更具体地说，医院经营管理战略是指为实现医院总任务和长远发展目标，通过对医院经营现实的和未来的内部要素及医院经营环境的全面化评价，在充分利用存在的各种机会和创新机会的基础上，从医院发展全局出发而对医院总体、长远目标的谋划和行动纲领。

医院经营管理战略是对医院长远发展的全局性谋划，是市场经济发展到一定阶段时的产物，是在医院外部环境范围扩大，内容复杂、变化频繁，从而使医院生存发展经常面临严峻挑战的情况下产生的。医院要在新的环境中求生存发展，必须通过实施具有革新实质的经营管理战略，对医院经营要素进行优化配置，调整医院经营管理机制，才能适应医院环境的变化，抓住机遇，迎接挑战。

医院经营管理战略是用来指导医院行为的一系列规则。这种规则有以下几个方面：（1）医院现在和将来经营管理成效的测量标准，即战略要达到的目标。（2）发展医院同外部环境关系的规则；（3）在医院内部建立内部关系和运转过程的规则；（4）医院用于指导其日常经营活动的规则。

二、现代医院经营管理战略的特点

现代医院经营管理战略具有以下特点。

1.全局性

医院经营管理战略是以医院的全局为对象，是一种总体性的影响医院发展的策略，它所规定的是医院的总体行动，它所追求的是医院的总体效果，体现了医院全局的发展需要和利益；它是统管全局的，它从医院经营管理活动所涉及的各个方面出发，确定医院在较长时期内的发展重点，发展阶段及发展措施。

2.长远性

医院经营管理战略，既是医院谋求长远发展要求的反映，又是医院对未来较长时期内生存和发展的统盘筹划。虽然它的制订要以医院目前情况为出发点，并且对医院目前的经营活动有指导和限制作用，但它谋求的是医院长远利益，制订医院经营管理战略的关键是立足当前，规划未来，着眼于医院长远利益，并协调好长远利益和短期利益的关系。因此，医院经营管理战略具有长远性。

3.应变性

医院经营管理战略制订后不是一成不变的，医院环境复杂多变，医院为了取得竞争的主动权，要适应不断变化的环境，及时准确地调整自己的经营管理战略，以适应变化后的形势，使医院取得优势地位，提高竞争力，保证自己的生存和发展。因此，医院经营管理战略具有应变性。

4.系统性

医院经营管理战略是作为整体系统来统一筹划制定的。医院经营战略既有医院总目标，同时，总任务和目标要分解为各层次、各环节、各部门的局部目标，而局部目标必须服从于全局，这些局部活动是总体行动的有机组成部分。因此，医院经营管理战略具有系统性。

5.纲领性

医院经营管理战略规定的是医院总体长远的目标、发展方向和重点、前进道路，以及所采取的基本行动方针、重大措施和基本步骤，都是原则性的，概括性的规定，具有行动纲领的意义。

三、制订医院经营管理战略的意义

市场经济条件下，制订医院经营管理战略具有着重要意义。

1.有利于医院在竞争中求生存求发展

随着市场经济体制的日趋完善，以及医药卫生体制改革的不断深化，政事分开，国家对公立医院的管理由直接控制为主，将转向间接控制为主。公立医院成为相对独立自主经营、自主管理、自我发展、自我约束的经济实体。在激烈的医疗市场竞争中，医院要靠自己，充分利用自己的优势，寻找自我发展的机会，充分发挥自己的活力。因而制订正确的发展战略就是至关重要的，正确的经营管理战略保证医院经营管理活动的规划性，减少了盲目性，增强医院自身的竞争能力和应变能力，有利于医院的生存与发展。

2.有利于全面推进医院管理工作

战略是医院工作的行动纳领，是医院管理工作的龙头，战略的制订和实施，必然带动医院各项管理工作的开展。通过制订战略，医院对所处的外部环境和自身条件有一个清醒的认识，为了实现医院的目标任务，必须加强医院各项管理工作，适应繁杂多变的形势。

四、医院经营管理战略形式

（一）根据经营战略的地位划分

1.总战略

总战略是医院的全面战略，是医院经营管理的总纲领，总战略包括确定医院一定时期的任务目标和选择战略。

2.分战略

分战略是医院各业务部门为指导本部门工作而制订的战略，它服从总战略，为总战略服务。

（二）根据经营战略的竞争优势划分

1.成本领先战略

成本领先战略就是医院要保持低消耗成本地位，在低成本的前提下，为社会提供更多质优价廉的医疗服务，吸引患者，扩大市场，增强医院竞争力。

2.服务差异战略

服务差异战略就是医院保持自己的服务特色，以创新、优质服务态度取胜，做到人无我有、人有我优、人优我转。服务差异战略有五种类型：①综合经营战略；②特色经营战略；③出奇制胜战略；④联合经营战略；⑤多种形式经营战略等。

3.服务集中战略

服务集中战略，就是医院面向医疗市场，选择自己有优势特点的医疗服务项目，作为重点，通过完善适合重点目标的战略，促使医院具有竞争优势，服务集中战略有两类：①重点服务战略；②小而专，小而精战略。

（三）根据医院战略行为特点划分

1.发展战略

发展战略是指对现有医院经营范围和服务范围，从深度和广度上进行全面渗透和扩大，医院通过追加投资、扩大服务、提高市场的占有率、保持优势。其特点是：走外延扩张式道路，通过不断开发新市场，当市场需求增长时，扩大投资规模，掌握医院竞争的主动权。发展战略主要有五种类型：①医院投资战略；②医院市场渗透战略；③

医院服务发展战略；④医疗市场开拓战略；⑤多元化经营战略等。

2.防御战略

防御战略是指医院在现有经营条件下，只能维持现状，不扩大投资规模，以安全经营为宗旨，寻找机会，以保持原有的水平，稳定局面。其特点是：走内涵式发展的道路，在提高原有服务质量和提高服务态度上下功夫，改善和加强医院内部经营管理。防御战略主要有两类：①医疗服务平衡战略；②医院经营机会战略。

3.调整战略

调整战略是医院在原有经营领域中处于不利地位，又无法改变这种情况，医院谋求摆脱困境的战略。其特点是：因偶然原因，为改变医院经营不利的状况，为保证医院战略重点的实现，而进行的局部调整或战略转移。

第三节　现代医院经营管理战略的制订与实施

现代医院经营管理战略的制订要遵循一定的程序，正确制订经营管理战略的基础和前提是认真分析客观环境和主观条件，找出不利因素或优势劣势，对医院的兴衰有着关键作用，战略制订的正确与否，要在实施中得到评价和验证。

一、医院经营管理战略的制订

医院经营管理战略制订过程中，首先要分析研究内外部经营环境，确定医院经营管理任务和目标，其次研究战策对策，形成方案。医院经营管理战略制订的程序具体如下：

（一）分析研究医院外部环境

分析研究医院外部环境，重点是对未来有长远影响力的因素分析。以市场环境因素分析为重点，找出外部环境中存在的机会和问题，市场环境因素包括许多方面的内容，分析时应抓住其中一些重点，主要是医疗市场需求、竞争对手、政府法规政策、技术发展，通过外部环境分析，提出各种未来的经营机会，提高医院竞争地位。

（二）分析研究医院内部环境

分析医院内部环境，首先要分析本院的基本情况和经营管理状况，然后对医院经营条件和经营能力，进行实事求是的分析，重点对医院技术水平、管理水平、人员素质做深入的分析评价，确定本院在内部条件上的优势和劣势，发挥优势，扬长避短，充分有效地利用自身的资源，更好地适应外部环境的变化。

（三）综合分析

通过对医院内外部环境的分析，要对内外环境两个方面的优劣势进行全面综合地分析，在尊重客观可能性的前提下，充分发挥主观能动性，积极改善医院内部条件，提高医院经营能力，积极主动去适应外部环境的变化，实现内外部环境的最佳结合。

（四）确定医院经营管理任务和目标

医院经营管理任务的主要内容是为医院寻找经营领域，即服务的方向、服务的项目，实际上医院经营管理的任务是具有战略性的，确定了医院的经营范围、经营结构、目标市场和发展方向，因此医院经营管理任务的制订必须科学、可行、明确具体并具有鼓动性。

医院经营管理目标是充分权衡了自己实力后确定能满足重要的程度，把医院的经营任务、经营环境和经营能力结合起来，具体规定了医院在一定时期内医院发展、经济效益、社会效益等一系列的经营目标。

医院经营管理目标是经营管理任务的具体化，为医院经营活动提供具体的指导方针，为经营管理绩效评价提供参考依据。在医院总目标确定下来后，要建立各个层次、各个子系统的目标，形成目标系统。

医院经营目标的主要内容包括：（1）医疗目标。医疗目标主要是明确医院在一定时期内达到的医疗水平、医疗质量和所占医疗市场的份额。（2）服务目标。主要明确医院为病人提供什么医疗服务，提供多少服务，提供什么水准的服务。（3）经济效益目标。主要明确医院一定时期内达到的收入水平，支出水平、结余水平，以及收支结构状况、人均收支水平等。（4）医院形象目标。主要明确医院通过开展各项公关活动，扩大医院在社会公众中影响，提高医院的知名度和美誉度，树立医院良好形象而要达到的水平。（5）医院发展目标。主要规定医院未来的成长道路和发展方向。医院经营管理目标即要有总战略目标、分战略目标和必要的指标体系，还要把目标划分为长期、中期和近期目标，力求目标定量化，使目标更加具体、明确；又要保持各种目标互相联系、互相制约、协调一至，还要使目标具有可实现性。

（五）研究战略对策，形成方案

战略对策是指为实现医院目标而采取的一系列策略措施。在充分发扬民主的基础上，让员工畅所欲言，献计献策，组成智囊团，运用现代科学方法进行系统综合，经过科学论证，制订出一套足以在竞争中取胜的策略，以便安排战策方案的实施。

二、医院经营战略的实施

战略的制订是为了实施，战略的正确与否要在实践中得到评价和验证。医院经营战略是主观思维活动的产物，在实施进程中，由于影响医院经营活动的各种因素的发展变化，经营战略方案会与客观现实产生差距。因此，在经营管理战略实施过程中，应注意以下问题：

1.战略实施要为全体员工理解和接受

战略的制订经过充分的民主，体现了员工的意志，在实施过程中，首先要得到全体员工，特别各级管理人员所理解和接受，支持战略的实施，成为员工的自觉行动。要自上而下地宣传、讲解和发动，使全体员工所理解、接受和掌握，成为行动的指南。

2.战略实施要同医院经营管理责任制结合起来

按照责、权、利相统一，员工劳动所得与劳动成果相联系的原则，多种形式医院经营管理责任制的制订，必须把经营管理战略纳入其中，把各项目标任务，层层分解落实，作为责任范围，并在责任权限范围内，充分发挥各自的积极性、主动性和创造性，并把完成情况同利益相结合，这样才能保证医院经营战略的实现有可靠的保障。

3.应对变化，及时调整

战略实施过程中，随着医院外部环境和内部条件的变化趋向，对战略中不适合形势变化的部分，应及时予以调整，以保证经营管理战略的正确性和对医院经营活动的指导作用。

4.总结评价，加以修正

医院经营管理战略实施后，要定期不定期进行总结评价，并加以修正。评价一般可按年度或季度进行，年度评价可全面些，季度评价可有所侧重。评价标准可包括：①医院自我发展能力是否提高；②医院适应环境能力是否提高；③服务量是否扩大，服务质量是否提高；④医院形象和信誉是否提高；⑤医院效益是否提高；等等。

第四章　现代医院经营财务管理

市场经济的特点是商品经营主体之间，遵循价值规律、市场需求变化的要求，通过价值杠杆和公平竞争的机制，把商品和劳务转化为价值形式，实现生产和需求的结合，以及经营主体之间的联系，进而促进社会经济的价值运转。医院的医疗服务活动过程中，要消耗一定数量的人力、物力、财力资源，一刻也离不开经营活动，医院财务管理是根据自身资金运动的客观规律，利用价值形式、货币形式，对医院的经营活动进行综合的管理，以取得较好的社会效益和经济效益。

第一节　现代医院财务管理概述

医院财务管理是指对医院经营过程中有关资金的筹集、运用、分配等财务活动所进行的计划、组织、控制、指挥、协调、考核等工作的总称，是医院经营管理的主要组成部分，财务管理在医院经营管理中的地位和作用也越来越重要。

一、医院财务管理特征

医院财务管理简单地说是生财、聚财、用财之道，也就是医院如何筹集资金和合理分配以及运用资金，如何以尽可能少的耗费取得尽可能大的医疗效果。它是医院财务预算、财务决策、财务控制、财务分析等的综合性管理，并贯穿于医院一切经营活动的全过程。

医院财务管理区别于其他管理，其特点是在于它是一种价值管理，但财务管理并不排除实物管理。价值管理和实物管理在医院经营管理中互为表里，它既是医院经营管理工作中的一个独立方面，又是一项综合性很强的管理工作，是以货币作为统一的计量单位，将各种不同的实物形态进行有效的综合，医院各项经营管理活动都离不开资金运动，财务管理就是对这些资金运动进行计划、组织、协调、控制、指挥并考核，调整与财务活动并存的相关利益方的冲突，约束和激励各方的行为，避免相互间的逆向选择和道德风险。医院财务管理是医院经营活动顺利进行，保证医院经营效益的重要方面。

二、医院财务管理的内容

医院财务管理是对医院经营活动过程中有关资金的筹集、运用和分配管理工作。其主要内容包括以下几个方面：

1.筹资管理

医院为了保证正常医疗活动或扩大经营的需要，必须筹集所必需的资金。无论是新建医院，还是正常经营的医院都面临着资金的筹集，资金可以从多渠道，用多种方式来筹资，但不同来源的资金其使用时间长短，资金成本的大小各不相同。这就要求医院在筹资时不仅需要从数量上满足其经营的需要，而且要考虑资金成本的高低，财务风险的大小，以便选择最优筹资方式。

2.预算管理

预算是对未来医院经营活动的资金安排，医院预算是根据医院事业发展计划和任务编制的年度财务收支计划，是计划年度内医院财务收支规模、结构和资金渠道所做的预计，是计划年度内医院各项经营活动计划和任务在财务收支上的具体反映，是医院经营活动的财力保证，也是医院进行财务管理的基本依据，医院预算包括收入预算、支出预算等，应坚持以收定支、收支平衡、统筹兼顾、保证重点的原则进行编制，根据医院预算加强对医院收入、支出的管理，保证预算的完成。

3.营运资金的管理

医院营运资金也称营运资本，一般是指流动资产减流动负债后的余额，医院营运资金的管理就是对流动资产和流动负债的管理，医院的经营活动无不涉及营运资金的范围。因此，对营运资金管理显得相当重要。

4.成本管理

医院成本管理是医院财务管理的主要内容，是医院经营管理必不可少的手段，医院成本费用的耗费是医院经营活动中发生的各种资金耗费，加强对医院成本的核算与管理，对促使医院合理地使用人力、物力、财力，讲求技术经济效果，用较少的耗费取得较大的效果是医院经营管理的重要途径。

5.投资的管理

医院投资包括内部投资、对外投资，无论是内部投资还是外部投资，投资总带有一定的风险性。因此，医院在进行投资时必须认真分析影响投资决策的各种因素，科学地进行可行性分析论证。对于医院的投资项目，一方要考虑给医院带来的投资回报，另一方要考虑投资项目给医院带来的风险。

6.固定资产管理

固定资产包括医院房屋建筑物、专业设备、一般设备、图书、其他几类，是医院经营活动的物质基础，固定资产管理主要是利用价值形式对医院固定资产的取得、使用、减少所进行的管理。

7.财务分析评价

医院财务管理的目的是取得较好的效益，通过财务分析，可能对医院财务管理活动的效益进行评价，有利于总结经验、研究和掌握医院财务活动的规律性，不断改进经营管理工作。

三、医院财务管理的原则

医院财务管理的原则，是组织医院经营活动，处理财务关系的准则，它是由现代医院的性质及其经营管理的要求所决定的，一般应遵循以下几项原则：

1.执行国家有关法律、法规和制度

社会主义市场经济是法制经济，医院的一切经营活动必须在法律规定的范围内进行，医院财务活动也不例外。医院财务管理必须严格执行国家有关法律、法规和制度，增强法制意识、坚持依法理财，是医院财务管理所应遵循的最基本的原则。医院应按照市场经济的要求，遵循国家有关法律、法规和制度，结合本院特点、实际情况，制订建立医院的财务管理办法。

2.坚持社会效益原则，讲求经济效益

医院财务管理要坚持社会效益原则，在讲求社会效益的同时，讲求经济效益，充分利用医院的人力、物力、财力资源，最大限度地满足社会医疗需求，要纠正片面强调社会效益而忽视经济效益的现象，同时又要反对以牺牲社会效益为代价，单纯追求经济效益的现象，要把两个效益有机地结合起来。

3.坚持勤俭节约的方针

医院既要提供质优价廉的优质服务，又要不增加人民群众的负担。医院各项业务活动都需要资金，而医院资金有限，因此，医院财务管理要坚持勤俭节约的方针，积极采取措施，有效使用有限的资金，杜绝花钱大手大脚和铺张浪费的现象。提高资金使用效益，把勤俭节约的方针贯穿医院经营财务管理始终。

4.量力而行和尽力而为相结合的原则

医院事业发展和资金供需之间的矛盾关系，要坚持量力而行和尽力而为相结合的原则。尊重客观经济规律，从医院实际情况出发，充分考虑医院经济承受能力，在财力许可范围内充分发挥人的主观能动性，分清轻重缓急、统筹安排、合理使用资金，挖掘各方面的潜力，发挥有限资金的最大效益。

5.国家、单位和员工、患者之间利益相兼顾的原则

医院财务管理中，要坚持国家、单位、员工、患者之间利益相兼顾的原则，医院既自觉维护国家的利益，又要兼顾单位自身的利益，同时又要充分考虑员工的利益，以及患者的利益，妥善处理他们之间的利益关系，相互兼顾。

6.实行预算计划管理的原则

医院的一切财务活动，要实行预算计划管理，编制预算计划，可以有计划地组织单位的财务活动，保证各项业务的顺利进行，预算计划管理使财务管理具有先进性、科学性和可行性，能正确指导医院的经济业务活动和资金运行。

7.建立健全内部制度的原则

组织医院财务活动，处理财务关系应建立健全内部财务管理制度，做到有章可循。因此，医院财务管理不仅要遵循和执行国家有关法律、法规和制度，而且要建立健全单位内部的财务管理制度，加强内部控制约束建设，使各部门相互配合、相互制约、协调一致地组织财务活动，处理财务关系，提高财务管理水平，提高医院经营管理效益。

8.加强财务各项基础工作的原则

财务管理是一项综合性的管理工作，它是以数字信息形式综合反

映单位的经营活动情况，财务基础工作差，就可能造成信息不真实，使财务管理失去客观真实依据。因此，医院财务管理，必须加强各项基础工作建设。

9.统一领导和集中管理的原则

医院财务管理工作应坚持统一领导和集中管理的原则，这对促进医院财务管理的规范化、科学化、制度化有着重要作用，有利于集中财力物力，提高资金使用效益，提高医院财务管理水平。

10.比例协调和实现优化原则

财务管理应正确把握协调比例的原则，使各种比例关系结构合理，协调发展，同时要实现优化的原则，财务活动中的财务决策、投资方案、资金结构以及比例关系等，都要进行科学论证，择优而行。

11.民主管理的原则

医院财务管理必须贯彻全员参与的民主管理的原则，只有认真贯彻群众路线，充分调动全体员工的积极性和创造性，才能使财务管理的各项目标全面得到落实，才能促使医院经营活动目标的实现。

四、医院财务管理的任务

医院财务管理的任务是为完成医院经营管理任务的要求确定的，

医院财务管理通过利用货币价值形式对医院经营活动进行综合管理，其主要任务如下：

1.正确编制医院预算，合理安排资金

医院经营活动的一切收支都编制预算，按照量入为出、收支平衡的原则编制，合理安排医院经营活动资金，是保证医院经营目标实现的重要条件。

2.积极筹措资金，保证资金需要

为了保证医院活动的正常开展，医院要积极筹措资金、广开财路、多形式、多渠道、多层次组织资金，按期定量筹集资金，保证资金需要，确保各项任务的完成。

3.控制成本费用

医院要加强成本费用核算与管理，讲求成本效益，减少损失和浪费，压缩一切不必要的开支，节约使用资金，提高资金使用效益。医院要对成本费用实施有效的全过程、全面的和全员的管理和控制，达到节支降耗，提高效益的目的。

4.加强财务控制和监督

医院加强财务管理，必须严格执行各种财务管理制度，积极开展财务检查，加强财务控制与监督，实施事前、事中、事后的有效控制和监督，以提高医院的整体效益。

五、医院财务管理的方法

医院财务管理的方法主要有以下几个方面：

1.制订财务制度

医院财务制度是医院组织财务活动的规范，是对医院经济活动实行财务监督的依据，是处理各种财务关系的准则，为了使医院财务管理工作有法可依，有章可循，医院要根据国家的有关方针、政策、法令、制度，结合自身情况，制订本院财务制度，主要有财务会计制度、资金管理制度、财产物资管理制度、成本管理制度、财务审批制度、财务内控制度等，以便有效地加强财务管理。

2.开展财务预测

根据有关的财务活动的历史资料，结合现有条件和未来发展趋势，运用科学的方法，对医院未来财务活动状况可能达到的数额和发展趋势所进行的预计和测算，为财务决策和编制预算提供科学的依据，财务预测的内容主要有资金需要量及其利用效果的预测，投资和效益预测，收支预测等。

3.财务决策

财务决策是指在财务预测的基础上，对已提出的各种方案进行定量、定性分析，做出科学的、经济的、技术的证明，做出有理有据的分析结论，经过分析比较，权衡利弊得失，确定最佳方案，财务决策的正确与否直接关系到医院的兴衰和成败。

4.编制预算

预算是医院对其一定时期内资金运动所做的安排，是以货币形式把各方面的计划综合平衡起来，使各项计划执行协调统一于一个奋斗目标，便于医院内部各职能部门根据统一的目标，安排自己的活动，采取必要的措施，保证计划的完成，坚持财务预测的指标和前景加以具体化，是对资金实行计划管理的一种基本形式，正确编制财务预算，可以使所确定的经营目标系统化、具体化，又是控制财务收支活动，分析和检查经营成果的依据，有助于提高医院经营管理水平。

5.财务控制

财务控制是在经营活动过程中，以计划预算各项指标为依据，对资金活动进行日常的审核，是落实计划任务，保证计划实现的有效措施。

6.财务分析

财务分析是以财务资料为主要依据，对单位财务活动的过程和结果进行调查研究，并与预算计划上期资料等对比，找出差异，对财务状况的好坏及原因进行分析和研究，提出有效措施，以保证计划目标任务的完成，通过分析，有利于改善财务预算工作，改进财务工作，提高业务工作水平。

7.财务检查

财务检查是以财务资料为主要依据，根据国家财经法规制度及单位内的财务制度，对单位各项财务活动的合法性、合理性和有效性进行检查，是实现财务监督的主要手段。通过检查，可以总结成绩、揭示问题，提高财务管理水平。

第二节　现代医院资金筹集管理

医院的经营活动，从价值上看是一种资金运动，资金运动贯穿于医院经营活动的始终，可以说资金既是医院经营活动的起点，又是医院经营活动的终点。因此，医院要开展经营活动，必须筹集所必需的资金。资金可以从多渠道，用多种方式来筹集，但不同的来源的资金使用时间、资金成本大小各不相同，这就要求医院在筹集资金时，不仅需要从数量上满足其经营的需要，而且要考虑资金成本的高低，财务风险的大小。

一、医院筹资的概述

（一）医院筹资的意义

医院筹资是指医院根据卫生事业发展的需要，通过一定渠道采取适当的方式，获取所需资金的一种行为，它在医院财务管理中处于极其重要的地位。任何一家医院要进行医疗卫生活动，都必须首先筹集到一定数量的资金。因此，筹资既是医院卫生事业活动的前提，又是医院再生产活动顺利进行的保证；同时筹资也为投资提供了基础和前提，没有资金的筹集，就无法进行资金的投放，从这个意义上说，筹资在医院财务管理中处于十分重要地位。

在我国传统的计划经济体制下，医院吃国家资金的"大锅饭"，医院无资可筹，也就没有筹资任务。但随着我国社会主义市场经济体制的建立和完善。医院作为相对独立的事业法人走向市场，医院之间的竞争越来越普遍，医院要想在社会卫生服务供求矛盾渐趋突出的大环境下求生存、求发展，单纯地依靠国家财政拨款已满足不了要求，医院必须广开筹资渠道，多渠道、多形式地筹资卫生资金。医院要在积极争取政府增加财政拨款的同时，扩大医疗卫生服务，适当增加有偿服务收入，以解决卫生资金投入不足的问题。目前，非政府筹资形式在医院筹资的作用中也日趋显著，可以说在新体制下，筹资越来越显示出它的现实意义。

（二）医院筹资的分类

按照医院资金的来源渠道不同，可将医院筹集起来的资金划分为自有资金和负债资金两大类。自有资金又称主权资本，是指医院依法筹集并长期拥有、自主支配的资金。我国医院主权资本主要包括资本金（或股本）、资本公积金、盈利公积金和未分配利润等内容，它是通过吸收直接投资、内部积累等方式来筹集资金的。其特点是：资金的所有权属于医院，一般不用还本，财务风险小，如固定基金、专用基金、财政专项结余、留存收益或待分配结余等。

负债资金，又称借入资金或债务资金，是医院依法筹措并依约使用，按期偿还的资金。主要包括银行或非银行金融机构的各种借款、应付债券、应付票据等内容。它是通过银行借款、商业信用，融资租赁等方式来筹集资金的。其特点是：医院的负债一般要还本或还本付息，财务风险较大，如长期借款、病人预交款等。

由于医院资金可以分为以上两个不同来源渠道，用多种方式来进行筹集，但其使用时间的长短、附加条件的限制、财务风险的大小等都不一样。因此，医院在筹集资金时必须充分考虑这些特点不同，以便选择最佳筹资方式，实现医院财务管理目标。

（三）医院筹资的原则

医院筹资是一项重要而复杂的工作，为了有效地筹集医院所需资金，必须遵循以下几项原则。

1.规模适当原则

医院的资金需求量往往是不断波动的，医院财务人员要认真分析医院财务状况，采用一定的方法，预测资金的需要数量，合理确定筹资规模。这样，既能避免因资金筹集不足，影响医院正常的医疗卫生活动；又可防止资金筹集过多，造成资金闲置。

2.筹措及时原则

同等数量的资金，在不同时点上具有不同的价值。医院财务人员在筹集资金时必须熟知资金时间价值的原理和计算方法，以便根据资金需求的具体情况，合理安排资金的筹集时间，适时获取所需资金。这样，既能避免过早筹集资金形成资金投入前的闲置，又能防止取得资金的时间滞后，错过资金投放的最佳时间。

3.来源合理原则

资金的来源渠道和资金市场为医院提供了资金的源泉和筹资场所，它反映资金的分布状况和供求关系，决定着筹资的难易程度。不同来源的资金，对医院的收益和成本有不同影响，因此，医院应认真研究资金渠道和资金市场，合理选择资金来源。

4.方式经济原则

在确定筹资数量、筹资时间、资金来源的基础上，医院在筹资时还必须认真研究各种筹资方式。医院筹集资金必须要付出一定的代价，不同筹资方式条件下的资金成本有高有低。为此，就需要对各种筹资方式进行分析、对比，选择经济、可行的筹资方式。

5.结构合理原则

医院应确定合理的资金结构，也就是说医院的负债率和还债率必须要控制在一定范围之内。医院负债率是指负债数额占总资本的比重；医院还债率是指还债数额占全部收入的比率。上述两率过高，会造成医院信用危机，支付利息过多，以致亏损或破产。医院在不同时期应有不同的负债率和还债率标准。在确定两率标准时，一般应考虑以下几个因素：①医院的外部环境，特别是政府的政策、经济发展阶段等；②医院的自身信誉和自身条件；③预期的投资效益等。

（四）医院资金的筹集方式

医院资金的筹集包括自有资金的筹集和负债资金的筹集。

1.医院自有资金的筹集方式

医院自有资金的筹集主要是通过吸收直接投资、内部积累等方式筹集资金，如果是股份制医院，则通过发行股票方式筹集资本。

（1）吸收直接投资。目前，我国非营利性医院吸收直接投资的来源主要是国家财政拨款，还有一小部分是其他单位或个人的捐款。国家财政拨款是指国家根据区域卫生发展规划的要求和政府财力的可能，对医院开展医疗卫生活动的一种资金补偿。

营利性医院吸收直接投资是指医院以协议合同等形式吸收国家、其他企业、个人和外商等直接投入资金，形成医院资本金的一种筹资方式，它不以股票为媒介，是非股份制营利性医院筹集自有资金最主要的形式。

吸收直接投资可以采用多种方式，从出资者的出资形式看主要有吸收现金投资和吸收非现金投资。吸收非现金投资又可以分为：一是吸收实物资产投资，即投资者以房屋、建筑物、设备等固定资产和材料、商品等流动资产作价投资；二是吸收无形资产投资，即投资者以专利权、商标权、非专有技术、土地使用权等无形资产投资。

吸收直接投资方式的优点是：①吸收直接投资所筹资本属于主权资本，它与借入资本相比，能提高医院对外偿债的能力。②吸收直接投资方式，其程序相对简单，筹资速度相对较快。其缺点是吸收直接投资方式的成本较高。

（2）内部积累。医院内部积累方式主要是依靠医院本身扩大医疗卫生服务范围，提高医疗卫生服务质量，利用自身优势发展卫生第三产业，通过合理收费，实现医院资金的良性循环而形成的内部积累资金。

合理收费：医院开展医疗卫生活动所消耗的资金主要补偿方式是向病人收费，即按照国家核定的医疗收费标准收取费用。医疗收费价格确定一般要遵循以下几种原则：①收费价格要以医疗成本消耗为依据。②收费价格水平要考虑群众有支付能力的卫生消费需求。③收费价格水平要考虑政府财政的承受能力。④若是公立医院，由于不以营利为目的，所以定价要素中不应含利润和税金。

因此，公立医院要想筹集更多的自有资金，必须扩大医疗卫生服务，积极发展卫生第三产业。

（3）股票筹资。如果是股份制医院，则股票筹资是其筹集资本的主要方式。股票是股份制医院为筹集主权资本而发行的，表示其股东按其持有的股份享有权益和承担义务的可转让的书面凭证。股票持有人即为股份制医院的股东，它作为出资人按投入的资本额享有资产收益、医院重大决策和选择管理者的权利，并以其所持股份为限对医院承担责任。

（五）医院筹资的政策保障

《中共中央、国务院关于卫生改革与发展的决定》对我国未来医院卫生经济政策已做了明确规定，即在不断增加资源投入总量的基础上，逐步建立以政府投入为主体，多渠道、多方式补偿相结合的筹资机制，这主要针对非营利性医院而言。

1.增加政府投入

我国公立医院是政府实行一定政策的社会公益事业，这一基本属性要求各级政府把医院卫生事业纳入到经济与社会发展总体规划之中，政府对医院卫生事业的投入要随着经济的发展逐年增加，增加的投入一般不低于财政支出的增加的幅度。

政府对非营利性医院投入的范围主要包括：①医院的基本建设及大型设备的购置、维修等支出，由各级政府按区域卫生规划的要求给予安排。②医院离退休人员费用和职工医疗保险费按国家规定给予保证。③根据医院不同的情况及其承担的任务，对人员经费给予一定的补助，对重点学科发展给予必要的补助等。

2.拓宽筹集渠道

从我国实际出发，各级政府对医院只能实行一定的福利政策，社会和个人必须要承担一定的医疗费用和投入，不能走西方高福利政策之路，因此，医院必须在政府增加投入的基础上，不断拓宽筹资渠道，广泛动员和筹集社会各方面资金，发展医疗卫生事业。

随着我国城镇社会医疗保障制度的改革，我国将建立以基本医疗保险、补充医疗保险、商业医疗保险和社会医疗救助等多层次的医疗保障体系代替过去的公费医疗和劳保医保制度，基本医疗保险由个人账户和统筹基金构成，并规定各自支付范围，分别核算，不得相互挤占，个人账户主要支付门诊医药费，统筹基金主要支付住院医药费，这意味着今后的医疗保险费用将由用人单位和职工双方共同承担，共同缴纳，这杜绝了"小病大养"，"一个人公费全家人享受"的弊端。为充分考虑和解决一些超"封顶"的高额医疗费，国家规定对于超过基本医疗保险统筹基金的最高支付限额医疗费用，可以通过商业医疗保险，建立医疗救助基金等途径来解决。可见，医院筹资渠道除政府投入外，还包括以下几个渠道。

（1）医疗保险筹资。按职工工资总额的一定比例筹资，确保医疗保险基金不断增长。

（2）单位筹资。企事业单位在依法按时足额缴纳医疗保险费的同时，要承担社会医疗保险没有覆盖的基本医疗项目费用，根据条件为职工购买补充医疗保险，建立医疗补助基金，对困难职工个人自负部分给予部分减免。

（3）个人筹资。承担社会医疗保险规定应由个人自负部分费用，以及个人特需服务和自我医疗消费的费用，在条件具备时，个人应积极购买补充医疗保险。

（4）其他筹资渠道。鼓励企事业单位、社会团体、个人以及境外团体和个人自愿捐赠。

（5）利用医疗科技优势，积极发展卫生第三产业，增加筹资渠道。

（六）医院资金筹集的要求

资金筹集是指医院向外部有关单位或个人或从医院内部筹集资金的一种财务活动，医院筹集资金主要用于更新设备，改善医院办院条件。医院资金筹集的基本要求有：

1.合理确定资金的需要量

由于医院资金需求量往往是不断波动的，医院就要认真地分析医疗业务活动状况，采用一定的方法，预测资金的需要数量，这样既能避免因资金筹集不足，影响正常业务进行，又能防止资金筹集造成资金闲置。

2.周密研究使用方向

资金使用的方向既决定资金需要多少，又决定投资效果的大小，资金的投向要坚持两个效益同时兼顾。

3.认真选择筹资来源

医院筹集资金大部分都要付出筹资资金成本，不同程度资金来源的资金成本各不相同，取得的程度不一样，为此，要选择经济方便的资金来源，力求降低资金成本。

4.适当安排自有资金比例，适度负债

医院适度负债，可以缓解医院资金紧张的矛盾，但负债过多则会发生较大的财务风险，甚至由于丧失偿债能力，而使医院无法正常运转。因此，医院负债要适度，合理安排自有资金比例，减少财务风险。

二、医院筹资的规模

医院在进行筹资活动前，必须制订出相应的筹资计划与筹资策略。筹资计划与策略主要指确定合理的筹资规模。医院筹资规模是指一定时期内医院的筹资总额，通常以货币形态表示。确定筹资规模是制订筹资策略的主要内容，同时也是确定筹资方式的基本依据。

（一）筹资规模确定的依据

一般认为，医院确定筹资规模的依据主要包括：法律依据和投资规模依据。

1.法律依据

法律依据是指医院在确定筹资规模时，在一定程度上受到法律的约束，法律从各方面对医院的筹资做出相应的规定。如法律对营利性医院的注册资本的约束，法律对非营利性医院的负债额度的限制。

2.投资规模依据

医院在确定筹资规模时，要受到许多经济条件的制约，如投资需求、偿债能力等。但在制约筹资规模的所有经济因素中，投资规模是决定筹资规模的最主要依据，筹资规模的大小是由投资规模及其效益所决定。医院筹资不能盲目进行，必须以"投"定"筹"。当然，筹资后作为医院主要财务指标的负债率、流动比率、速动比率等不宜出现不正常的低水平，以免发生财务风险。

（二）医院筹资规模的确定

1.医院筹资规模的特征

医院筹资规模的特征可以从以下两个方面理解：

首先，医院筹资规模具有层次性。医院筹资规模从性质上讲包括自有资金筹资和负债资金筹资两大内容。而自有资金（本）筹措和对外负债资金筹措具有不同的性质。一般来说，医院在进行投资时首先利用的是自有资金，在自有资金不足时才考虑对外筹资的需要。因此，在确定筹资规模时，它涉及三个规模层次：①筹资总规模；②自有资本规模；③对外筹资规模。其中，筹资总规模直接制约于投资总规模；自有资本规模则包括医院资本金规模和留存收益规模，它具有确定性的特征；而对外筹资规模是筹资总规模抵减自有资本规模之后的差额，在筹资总规模未确定之前，它具有不确定性的特征。因此，在假定投资总规模已经确定的情况下，筹资规模的确定可直接表述为对外筹资规模的确定。

可见，理解医院筹资规模层次性，有利于准确地把握医院筹资量。一般地说，自有资金筹措额在医院年初时就已确定，若是非营利性医院需增资，还需要考虑政府财政承受能力和区域卫生事业规划的要求，再确定自有资金追加筹措额。但对外负债资金筹措额一般受自有资金规模的限制。根据结构合理的原则要求，医院负债率和还债率还必须控制在一定范围之内。因此，负债资金筹措额还要受医院负债率和还债率的影响和限制。

其次，医院筹资规模具有时间性。从时间上讲，医院筹资规模的时间选择一定要与投资需求时间相适应，若医院投资是分阶段进行的，筹资也应相应地分成几个阶段。医院在一定时期内可能同时有几项投资活动进行，它们所需要的资金会一次或分几次筹措，因此，在确定医院筹资规模时，还必须搞清总体投资需要和每一项目的筹资额或每一年度的筹资额。只有这样，才能准确地把握每一时期内的筹资需要量。

2.医院筹资规模的确定方法

在充分理解医院筹资规模的特征的情况下，我们就比较容易确定医院的筹资规模。目前，医院筹资规模的确定常用方法是项目预算法。

项目预算法是指医院在项目投资额基本确定的情况下，根据项目所需的实际投资额确定筹资规模的方法。具体步骤分为：①确定投资需要额。即确定预算项目的投资规模。②确定需要筹集的资金总额。一般地说，投资总额确定后，筹资总规模也基本上确定，但医院在一定时期内，可能存在本期投资项目所需资金在上期已经筹足并到位，或者下期投资项目所需资金在本期需要筹集等情况，因而使得项目投资额在时间安排上与医院在一定时期内确定的筹资总规模不完全一样。考虑上述的可能性，医院在确定一定时期筹资总规模时，可通过分项汇总的方法来确定其筹资额。③计算内部筹资额。即根据医院内部资金的来源，计算本期可提供的资金额。④用筹资总额减去内部筹资额，即可确定医院对外筹资规模。

三、医院的筹资成本与筹资风险

（一）筹资成本

医院在筹资过程中，必须考虑筹资成本。由于各种筹资方式不同，其筹资成本也存在高低差异，因此，为实现财务管理目标，提高筹资效益，医院必须选择那些筹资成本（也称资金成本）相对较低的筹资方式。

1.资金成本的概念和作用

（1）资金成本的概念。在市场经济条件下，医院筹资和使用资金也要付出代价，这种为筹资和使用资金而付出的代价称为资金成本（或资本成本），资本成本包括筹资费用和使用费用。这里资本特指长期负债与主权资本。

筹资费用：指医院在筹资过程中为获得资本而付出的费用，如向银行借款时需要支付的手续费。

使用费用：指医院在卫生事业活动和经营活动中，因使用资金而支付的费用，如向银行支付的利息。

（2）资金成本的作用。资金成本，从价值属性看，它属于投资收益的再分配，属于利润范畴；从支付基础看，它属于资金使用付费，在会计上称为财务费用；从计算与应用价值看，它属于预测成本。资金成本对于医院筹资和投资管理具有十分重要的作用。

①资金成本是比较筹资方式、选择追加筹资方案的依据。医院筹集长期资金有多种方式可供选择，它们的筹资费用与使用费用各不相同，通过资金成本的计算与比较能按成本高低进行排列，并从中选出成本较低的筹资方式。

②资金成本是评价投资项目、比较投资方案和追加投资决策的主要经济标准。它是医院项目投资的"最低收益率"，也是判定项目可行性的"取舍率"。一般说来，项目的投资收益率只有大于其资金成本率，才是经济合理；否则投资项目不可行。

2.降低资金成本的途径

目前，医院降低资金成本的途径主要有：

（1）合理安排筹资期限。一般来说，筹资期限要服从于投资年限，服从于资本预算，投资年限越长，筹资期限也要求越长。但是，投资又是分阶段、分时间进行，因此，医院在筹资时，还要考虑投资的进度来合理安排筹资期限，这样不但减少资本成本，而且减少不必要的闲置。

（2）合理利率预期。由于资本市场利率多变，因此，合理利率预期对医院负债筹资意义重大。

（3）积极利用负债经营。当投资收益率大于债务成本率时，医院应积极利用负债经营，降低资金成本，提高投资效益。

（4）提高筹资效率。医院提高筹资效率主要做好以下几项工作：①制订正确的筹资计划。从总体上对医院在一定时期内的筹资数量、资金需要的时间等进行周密安排。②制订具体实施步骤，理顺筹资程序中各步骤间的关系。③专人负责筹资计划的具体实施，保证筹资工作的顺利进行。

（二）筹资风险

1.筹资风险的概念

医院的风险来自于经营风险和筹资风险。经营风险与医院的经营效率直接有关；筹资风险，又称财务风险，是指医院在负债筹资方式下由于各种原因而引起的债务到期不能还本付息的风险和压力。

由于不同的筹资方式表现为偿债压力的大小并不相同。主权资本属于医院长期占用的资金，不存在还本付息，因此，也不存在直接意义上的筹资风险问题；而对于负债资金筹集则不同，它需要还本或还本付息，而且不同期限、不同金额、不同资金使用效益的资金，其偿债压力也不相同。因此，筹资管理的一项重要内容，就是如何确定不同债务筹资方式下的风险，并采取相应措施。而不同债务筹资方式下风险的确定最重要的就是计算筹资成本，筹资成本与筹资风险是相对应的，由于筹资成本相对较低，则医院的筹资风险相对较高；反之，筹资成本相对较高，则医院的筹资风险相对较低。

可见，对于医院筹资管理来说，合理的管理原则是：在筹资风险一定的情况下使医院筹资成本最低，或者在筹资成本一定的情况下使医院筹资风险最小。

2.筹资风险的分类

从筹资风险产生的原因上讲，可以分为两大类。

（1）现金性筹资风险。现金性筹资风险是指医院在特定的时点上，现金流出量超过现金流入量而产生的到期不能偿付债务本息的风险。它具有以下特征：

①它是一种个别风险，表现为某项债务不能即时偿还，或者某个时点的债务不能即时偿还。

②它是一种支付风险，与医院收支是否盈余无直接关系。因为即使医院有盈余，也并不等于医院有现金净流入。

③它是一种暂时性的偿债风险。现金性筹资风险是由于理财不当引起的，表现为现金预算与实际不符而出现的支付危机；或由于资本结构安排不当而引起的，如在资产利润率较低时安排了较高的债务，以及在债务的期限安排上不合理而引起某一时点的偿债高峰等。因此，一般来说，只要通过合理安排现金流量和现金预算即能回避。

（2）收支性筹资风险。收支性筹资风险是指医院在收不抵支情况下出现的不能偿还到期债务本息的风险。它具有以下特征：

①它是一种整体风险，即对全部债务的偿还都产生不利的影响，它与某一具体债务或某一时点的债务的偿还无关。

②它不仅仅是一种支付风险，而且意味着医院处于收不抵支的破产状态，因此，这种风险不仅源于理财不当，而且主要源于经营不当。

③它是一种终极风险，当出现收不抵支时，医院债权人的权益将很难得到保障，而作为医院所有者的股东，其承担的风险及压力则更大。

3.筹资风险的规避

针对上述两种不同的风险类型，筹资风险的规避主要从以下两方面入手：

（1）现金性筹资风险的规避。对于现金性筹资风险，应注重资金占用与资金来源之间的合理的期限搭配，搞好现金流量安排。按资金运用期限的长短来安排和筹集相应期限的债务资金，是规避筹资风险的较好方法之一。如设备预计使用年限为 5 年，则以 5 年期的长期债务来提供资金需求；存货预计在 1 个月内销售，则筹措为期 30 天的短期负债来满足其需要，这样能够较好地将资金运用期限与借款期限结合起来。因此，在筹资政策上，一般尽量利用长期性负债和资本（或股本）来满足永久性资产的需要，如固定资产等长期资产和永久性流动资产；利用短期借款满足临时波动性流动资产的需要，以避免筹资政策上的激进主义与保守主义。

（2）收支性筹资风险的规避对于收支性筹资风险，主要做好以下三方面工作。

①优化资本结构，从总体上减少收支风险。收支风险大，在很大意义上是由于资本结构安排不当而形成的，如在资产利润率较低时安排较高的负债结构等。在资本结构安排不当的情况下，很可能出现暂

时性的收不抵支，使医院不能支付正常的债务利息，从而到期也不能还本。因此，医院要优化资本结构。它可从静态上优化资本结构，增加医院主权资本的比重，降低总体上债务风险；也可从动态上，从资产利润率与负债利率的比较入手，根据医院的需要与负债的可能，自动调节其债务结构，加强财务对医院筹资的自我约束能力。

②加强医院经营管理，扭亏增盈，提高效益，以降低收支风险。从经营上看，增加医院盈利能力是降低收支性筹资风险的根本方法，如果医院盈利水平提高，则收支性的筹资风险就不存在，它对债权人权益的影响也就不大。

③实施债务重组，降低收支性筹资风险。当出现严重的经营亏本，收不抵支并处于破产清算边界时，可以通过与债权人协商办法，实施必要的债务重组计划，包括将部分债务转化为普通股票、豁免部分债务、降低债息率等方式，以使医院在新的资本结构基础上起死回生。从根本上看，债务重组不但减少了医院的筹资风险，而且在很大程度上降低了债权人的终极破产风险。

四、医院的适度负债发展和负债管理

（一）医院适度负债发展

1.适度负债发展的必要性

《医院财务制度》第十八条规定："医院负债是指医院所承担的能以货币计量，需要以资产或劳务偿还的债务。"即负债是指医院资产总额中属于债权人的那部分权益或利益，它代表的是医院对其债权人应承担的经济责任，其内容主要包括各类应付账款、医疗预收款、预提费用、应付工资、应付职工福利费、应付社会保障费、短期借款、长期借款、专项预收款等。这就为医院适度负债发展提供了理论依据；同时，从医院发展历史看，随着我国经济体制和卫生事业体制改革的深化，医院负债行为实际上一直客观地存在于医院的经济活动过程中，多渠道筹措办医资金，部分医院在一定条件下需要向有关部门、银行或其他机构借款来开展经济活动，特别是近几年，医院卫生事业迅猛发展，对资金扩大的需求与政府拨款投入不足之间的矛盾日渐突出，医院的基本建设、基础设施改造、基本办医条件保障压力很大，资金不足已成为制约医院卫生事业发展的重要因素，因此，医院在这种情况下，还必须要借助负债，借入适量资金用于医院事业的发展，解决医院资金周转的困难，这对医院合理配置资源，提高资金使用效益，增强办医实力具有十分重要意义，同时，医院引入"负债"观念，有助于医院树立效益意识和风险意识，防止因盲目扩大债务规模而影响医院正常业务的开展。

2.适度负债发展的概念和形式

适度负债发展是指医院在拥有一定资产规模的基础上，以银行借款、商业信用和融资租赁等方式吸引适量资金或实物资产投入医院使用，通过财务杠杆作用，实现医院资源利用的最优化，以充分提高医院经济效益的一种发展形式。

需要说明的是，利用商业信用筹资实际上绝大部分是院内融资，由于医院各类预收款、应付账款、科研经费等数额一般较大，有相当数量的间歇资金沉淀在医院，医院可利用这部分资金进行融资，用于医院临时周转，其方式风险较小，但由于受到资金总量的限制，资金融通规模有限。医院租赁融资主要是设备租赁，通过设备租赁可以解决大型设备采购资金不足且使用效益不高的矛盾。

3.适度负债发展的原则

负债给医院注入了资金或资产，缓解了医院的压力，同时也给医院带来了财务风险。因此，医院必须认真管理好负债，并遵循以下原则：

（1）适度性原则。医院开展医疗卫生活动，必须按国家规定的标准收费，不得擅自提高标准。由于医院本身的特殊性，收入补偿能力有限，负债一定要严格控制规模，只能适量地选定一些关系到医院卫生事业发展的重要项目进行负债发展，而且负债的规模应以不影响医院正常的活动进行为前提。

（2）专用性原则。适度负债发展应当按照专款专用的原则，根据负债的专门用途在指定项目上使用，严禁用贷款或周转金等负债再次进行其他项目的融资活动，以降低财务风险。

（3）公开性原则。负债是医院的债务，需要以医院的资产或劳务偿还，因此，医院在进行适度负债发展事业时，应当定期公开有关财务状况、财务政策、还款计划、预期目标及效益等内容，以便投资者做出正确选择。

（4）有偿性原则。无论是贷款融资，院内融资，还是租赁融资，所形成的负债都是以支付利息或费用为前提的。负债对医院而言，一般是有偿的，因此，医院应当本着有偿性原则，管好、用好、用活各类负债资金，使负债发展得以有效地进行，同时，使债权人的合法权益得到有效的维护。

4.适度负债发展的考核指标

医院适度负债，可以更大限度地用活资金，优化资源配置，解决医院事业发展中遇到的突出问题。但负债在给医院带来效益的同时，也带来了一定的财务风险。医院的负债必须适中，特别是银行贷款，贷款少了解决不了问题，多了超过医院的偿债能力，会给医院带来较大的财务风险，将直接影响到医院卫生事业活动的正常进行。因此，医院必须建立一套负债发展的考核指标体系，及时地反映医院负债的规模及偿债能力，为管理和决策提供服务。医院适度负债发展的考核指标主要有累计负债总额、资产负债率、流动比率、速动比率、现金比率等。

（二）医院负债管理

1.严格控制负债规模

医院是承担一定福利职能的社会公益事业单位，不以营利为目的。医院的规模应按照区域卫生规划确定的规模，合理控制。由于医院的这一性质和特点，决定了医院要严格控制负债规模。如果医院负债超过一定限度，既会影响医院的经济效益，也会因可能出现的偿还能力不足而影响债权人的利益。

2.及时清理结算负债

医院要及时组织人员清理各种应付款项、预收款项等，对有关借入款和应缴款要保证在规定的期限内偿还和缴纳。

3.加强对几个特殊内容的管理

（1）预交金管理。医院实行住院病人预交金制度，即病人住院时先交纳一定数量的预交金，出院时再根据实际住院期间所发生的所有费用进行结账，多退少补。医院不同于其他事业单位，它是一个有较高消耗性支出的单位，因此，医院实行预交金制度对医院正常业务开展所需的流动资金起到了一定的保证作用。

为了更好地加强医院预交金管理，应注意以下两点：

①合理确定预交金额度。医院应根据病人病情和治疗需要，实事求是地、合理地确定住院病人的预交金额度。一般以病种的正常治疗费用为标准。要做到既能基本满足医疗业务工作开展的需要，又不增加病人的经济负担。

②完备预交金的交退手续，杜绝漏洞。医院收取住院病人的预交金时，应当出具统一规定的预交金收据，并及时解缴银行，登记入账。在病人住院中或出院中，及时结账，并通知病人补交或退还预交金的余额。对参加医疗保险的病人，医院还应做好与医疗保险单位的结算

工作。

（2）社会保障费的提取和缴纳。随着我国社会主义市场经济体制的建立健全，社会保障制度将日益完善。目前已经实行的有企业职工基本养老保险制度、企业职工失业保险制度、城镇职工基本医疗保险制度以及住房公积金制度等。医院应根据国家有关规定，及时、足额提取和缴纳社会保障费，使广大职工的基本权益得到保障。

（3）应缴超收款的缴纳。应缴超收款是指公立医院药品收入超过财政及卫生主管部门核定的增长比例或额度后，应上缴主管部门的药品收入。对医院来说，它是负债的组成部分。

为了加强医院经济管理，控制药品费用的增长，合理调整医院的收入结构，促进医院走上因病施治、合理用药的良性循环发展的道路，根据制度规定，必须对医院的药品收入实行"核定收入、超收上缴"的管理办法。医院应严格按照规定，根据医院的实际情况，在预算年度终了前，制订药品年度收入计划，报主管部门和财政部门核定。财政部门、卫生主管部门应根据医院事业发展计划和本地经济发展水平，合理确定医院的药品收入增长比例或额度，并及时下达给医院。年终时，如发生超过核定的药品收入总额的超额收入，应按规定将超额收入上缴给卫生主管部门，纳入财政专户统一管理。

第三节　现代医院预算管理

预算是对未来医院经营活动的资金安排，是根据医院事业发展计划和任务编制的年度财务收支计划，是医院各项业务活动的财力保证，是医院进行财务管理的基本依据。市场经济时代，做到有计划聚财、用财，预算着花钱，以收定支，是提高医院资金和利用效率必不可少的手段。

一、预算的编制

医院预算是对计划年度内医院财务收支规模、结构和资金渠道所作的预计，是计划年度内医院各项事业发展计划和工作任务在财务收支上的具体反映，医院预算包括收入预算和支出预算。

（一）医院收入预算和管理

医院的收入包括财政性补助收入、上级补助收入、医疗收入、药品收入和其他收入组成，通过对各项收入做出预测判断，即可编制出下一时期的收入预算，收入预算是衡量工作成效的标准之一。医院应根据收入预算对各项经营活动进行控制。

为保证收入预算的完成，要加强对医院收入的管理，医院收入管理应遵循以下原则：一是坚持合法性原则，医院一切收入的取得必须合法；二是医院收入统筹原则，医院收入包括医院的财政补助收入、上级补助收入、业务收入、其他收入等，将全面纳入单位预算，实行统一核算、统一管理；三是医药收入分开核算原则，医院医疗收入和药品收入实行分开核算，分别管理，控制医药费用快速增长减轻人民群众医疗费负担。

医院收入管理的主要任务是：监督各项收入完成情况，为合理扩大医院收入寻找途径，严格执行国家有关方针政策，防范损害国家和患者利益的现象发生。

医院收入的控制。主要是指对业务收入的控制，控制的主要内容有以下几个方面：一是统一每日结帐时间。二是指定专人对收据的管理。三是制订各种退费审批制度。四是当日收入当日结帐、交帐。五是对收据存根复核经常化。六是财务记帐收入、科室核算收入、收费处收入核对制度化。

（二）医院支出预算和管理

医院支出按支出项目分为：医疗支出、药品支出、其他支出三部分。按照支出的性质分为：人员费用和公用费用。医院支出预算的编制应遵循以收定支、收支平衡、统筹兼顾、保证重点的原则，根据计划年度事业发展计划、工作任务、人员编制、开支定额和标准合理编制。

医院支出管理是医院财务管理中最重要的一项工作，支出管理要本着少花钱、多办事，把事办好的原则，合理安排使用资金，严格执行支出预算，精打细算、历行节约，提高资金使用效益，坚持量入为出，合理安排，健全各项支出管理控制制度，规范财务支出审批制度和程序，加强民主管理，减少管理漏洞，防止资金流失。

二、医院预算管理的意义

医院预算集中反映了预算年度内医院的资金收支规模、业务活动范围和方向，加强医院预算管理有着非常重要的意义。

（一）有利于医院经营目标的实现

医院预算的安排和执行：一方面是贯彻落实医院经营计划的有效手段，另一方面是促进医院发展，保证计划完成的必要条件，搞好医院预算，有利于医院经营目标的实现。

（二）有利于实现收支平衡

医院预算的编制原则是量力而行、尽力而为、精打细算、合理有效、节约使用资金，提高资金使用效益，有利于医院实现收支平衡。

（三）有利于提高医院财务管理水平

医院预算贯穿于医院财务活动的全过程，是医院财务管理的核心，严格的医院预算管理为医院财务管理奠定了基础，提供了依据，使医院财务管理按照预算有计划、有步骤进行，提高了工作的科学性，促使积极组织收入、广开财源、勤俭节约、控制支出，提高资金使用效益，保证医院经营目标的实现。

三、医院预算的编制原则

医院预算在财务管理中具有极其重要的作用，医院必须加强和重视预算编制工作，要遵循一定的原则编制好预算。

（一）政策性原则

医院预算的编制过程也是贯彻国家有关方针政策、法规制度，规范财务管理的过程。单位编制预算必须认真贯彻落实和准确体现国家有关财经和医疗卫生方面的政策法规制度，特别是财政、财务、会计方面的规章制度。

（二）可靠性原则

编制预算要做到稳妥可靠，量入为出，收支平衡，并略有结余。

收入预算要留有余地，对没有把握的收入项目和数额，不能列入收入预算，以避免利用这部分收入安排支出，在收入不能实现的情况下，支出大于收入，收支预算不能平衡；必要的支出预算要打足，不能预留缺口，以避免预算核定以后不断调整支出预算。

（三）合理性原则

医院编制预算要统筹兼顾，合理安排资金，处理好整体与局部，事业需要与财力可能，消费与发展等之间的关系，既保证重点，又要兼顾一般，分清轻重缓急、主次、先后，把有限的资金安排到最需要的地方。

（四）收支统管原则

医院编制预算不能打埋伏，要把全部收入和支出，完整全面地反映在医院预算中。

四、医院预算编制的准备工作

编制医院预算是一项细致、复杂的工作，为保证预算编制的科学合理，保证预算编制质量，应做好编制前的各项准备工作。

（一）医院的经营计划

医院事业经营计划是编制医院预算的重要内容和依据，必须全面了解和掌握。

（二）核实各项基本数字

医院基本数字是反映医院规模、业务量和人员配备等情况的基础统计数据，是编制预算最基础的依据。主要包括：人员编制数、在职员工实有数、离退员工人数、房屋及建筑面积、固定资产总值、专业设备价值、床位数、病床使用率、门诊住院业务量等等。

（三）对上年度预算执行情况分析

上年度预算执行情况是下年度医院预算编制工作的基础，只有认真分析研究上年度预算执行情况，找出完成或未完成预算的原因，才能总结经验，找出不足，预测新年度发展趋势，合理编制预算。

分析整理上年度预算执行情况的具体内容如下：

1.统计上年已发生月份的累计实际执行数，预计全年收支数。

2.分析上年度的事业计划和任务完成情况，预算执行情况，找出其内在规律，分析、预测发展趋势。

3.分析各项资金来源及变化发展情况。

4.分析物价、收支标准及定员、定额的变化情况，计算其对预算期的影响程度。

5.分析资金使用中存在的问题，研究提出改进意见。

6.分析上年出台的有关政策对预算期收支影响程度等。

（四）正确分析影响预算期收支的因素

主要分析医院事业计划和工作任务安排情况、人员变动情况、市场竞争情况、新增服务项目和设备情况，等等。

五、医院预算编制的方法

编制医院预算通常有基期法和零基法两种。

（一）基期法

基期法也称基数法或基数增长法，是指在编制本年度预算时，首先确定基期预算收支的基数，然后在基期执行的基础上，加上计划期影响预算收支的各种增减因素，比较两期的事业计划和工作任务，根据有关因素的发展变化，按照一定的增减比例或数额确定预算年度收支指标的方法。基期法的优点是比较简便。在财政收支规模不大，编制预算所需信息不足的情况下，采用基期法编制预算不失为一种较好的选择。其缺点是：运用基期法编制预算的一个前提是承认既成事实。所谓既成事实，就是不考虑影响收支的因素是否发生变化，也不考虑已经发生的收支是否合理。运用基数法编制预算，实际上是增量预算，只能增，不能降，容易导致单位之间苦乐不均、相互攀比，影响单位当家理财的积极性和各项事业的健康均衡发展。因此，可以说基期法是一种不够科学的预算编制方法。

（二）零基法

零基法是指在编制预算时，不考虑基期情况，将对比基数为零，测算编制预算年度指标的方法。即单位编制预算时，不以以前年度收支范围、收支预算安排水平和实际执行结果为依据，一切从零开始计算编制预算。此办法编制要求比较高，编制的时间相对较长，工作量也比较大，运用得当，可以排除以前年度中的不合理因素，使单位收支指标更加切合实际情况，在一定程度上反映了资金分配的合理性洞时，实行"零基法"，可以调整各单位之间的利益格局，缓解单位之间苦乐不均的矛盾，对于发挥医院预算的分配、监督和调控职能，科学合理地安排单位经费，有着积极的促进作用。

六、医院预算执行的检查和分析

组织医院预算执行是每天都要进行的经常性工作，涉及医院的各个方面，在执行过程中，要充分调动一切积极因素，克服消极因素，才能保证预算的顺利完成，促进医院工作的顺利开展。

（一）合理分解年度预算

医院为了预算的完成，应将预算中的有关指标按照与各部门的关系分解成具体指标，落实到各部门，预算指标的分解过程，实际上是医院内部责权利的有机结合过程，通过分解，充分调动员工当家理财的积极性，是完成预算的重要条件之一。

（二）预算执行的检查和监督

医院预算指标分解后，能否有效地执行，关键是否实施及时有效的检查和监督，在预算执行过程中，必须加强对预算执行的日常检查和监督，增收节支，提高资金使用效益。

（三）预算执行情况分析

医院预算执行情况分析是预算管理的一个重要组成部分，是依据年度预算、运用会计、统计资料、结合实际对预算执行的结果进行比较和分析，其目的是找出预算管理中的经验和问题，以提高管理水平。

第四节　现代医院资产管理

医院资产包括流动资产、固定资产、无形资产，加强医院资产管理，对提高医院经营管理水平，增加医院经营效益具有重要意义。

一、医院流动资产管理

医院流动资产是指可以在一年内变现或者耗用的资产，是医院资产的重要组成部分，具有占用时间短、周转快、易变现等特点。医院拥有一定的流动资产，可抵付流动负债，从而在一定程度上降低财务风险，医院流动资产管理具体包括以下内容：

（一）现金及现金等价物的管理

现金是指医院经营活动过程中，医院的库存现金及可以随时用于支付的存款或其他货币资金，它是每个医院所必须具备不可缺少的支付手段，其流通性最强，也是其他流动资产的最终转换对象，包括库存现金、银行存款、其他货币资金。现金等价物是指医院持有的期限短，流动性强，易于转换价值变动风险很小的投资等有价证券，如国库券，股票等。

1.现金流量的预测

现金流量是医院某一段时期内医院现金流入和流出的数量，现金流量信息能够表明医院经营状况是否良好，资金是否紧缺，医院偿债能力大小，从而为投资者、债权人、医院管理者提供非常有用的信息。现金流量分为三类：一类是经营活动产生的现金流量；一类是投资活动产生的现金流量；一类是筹资活动产生的现金流量。

（1）经营活动。是指医院投资活动和筹资活动以外的所有交易或事项流入的现金。主要有：提供医疗服务、销售药品收到的现金和其他经营收入收到的现金，包括医疗收入、药品收入、其他收入。流出的现金主要有：购买药品材料物资、接受劳务支付的现金，支付给职工以及为职工支付的现金，包括基本工资、补助工资、其他工资、福利、各种补贴以及社会保障金等，支付公务费、业务费等公用费用的现金。

（2）投资活动。是指医院长期资产的购建和不包括在现金等价物范围内的投资及其处置活动。流入的现金主要有：收回投资所收到的现金，分得股利或利润所收到的现金，取得债券利息收入所收到的现金，处置固定资产、无形资产和其他长期资产而收到的现金净额。流出的现金主要有：购建固定资产、无形资产和其他长期资产所支付的现金，权益性投资所支付的现金（如购买股票等），债权性投资所支付的现金等。

（3）筹资活动。是指导致医院资本及债务规模和构成发生变化的活动。流入的现金主要有：吸收投资收到的现金、各种短期长期借款收到的现金、国家财政补助、主管部门和主办单位及社会捐赠、社会集资、职工集资等收到的现金。流出的现金主要有：偿还债务所支付的现金，发生筹资费用所支付的现金，偿还利息所支付的现金，融资租赁所支付的现金等。

（4）净现金流量与现金余额

有了现金流入量和流出量，就可以分别计算出净现金流入量和净现金流出量，计算现金余额，如果现金余额发生赤字则向银行借款弥补或采用其他办法，如推迟购置固定资产或延缓支付采购药品材料欠款等，但主要还是靠增收节支来解决。

2.现金流转控制

医院为了经营业务和预防意外而持有一部分现金，一方面是为了满足医院在日常经营活动中支付现金的需要。另一方面应付意外紧急的支出，医院对现金的控制，要力求做到使现金能得到最大限度的利用，使每笔闲置资金都能得到最高的收益。医院要加快应收款项收回，有效控制现金支出，把两者有效结合起来，才能使医院的资金得到最大限度的利用。因此，对现金周转的控制显得特别重要，为了保证现金加速周转保证需要，医院要使用现金收支日报表，以达到预期目的。

3.现金日常管理

现金日常管理的目标在于提高现金使用效率，因此，应加强对现金的日常管理，建立健全现金的内部管理制度和内部控制制度，指定专人负责、相互制约、定期不定期清点盘查核对，保证现金的完全完整。医院要力争现金流量同步，加速收款，缩短应收款时间，及时收回账款，推迟应付款的支付等策略。

（二）应收款项管理

医院应收款项是指由提供医疗服务或开展其他服务等业务活动所形成的应该收取而尚未收到的各种款项，或因购买货物预先支付给供货单位的款项，属停留在应收状态结算过程中的资金。应收款项是医院流动资产的组成部分，是其他单位或个人对医院资金的占用，有在医疗业务活动过程产生的，包括应收在院病人医药费、应收医疗款，有在医疗业务活动过程之外产生的包括其他应收款项，预付款项。

1.应收在院病人医药费管理

医院一般采用住院预交押金，出院结算制度，这就形成收入确认时间与收款时间的不一致，也就产生了应收在院病人医药费。

对应收在院病人医药费的管理，要按规定收取病人预交金，按日登记住院病人住院费用分户账，实行一日清单制，每日结出病人预交金使用情况，资金不足时及时通知补交，控制和减少病人欠费的发生。

2.应收医疗款的管理

应收医疗款是指医院应该收取而尚未收回的门诊病人和出院病

人医药费欠款。为了减少欠费的发生，医院要加强对应收医疗款的管理，控制应收医药费的额度和收回时间，积极采取有效措施，及时组织结算和催收，减少损失，提高医院资金利用效率。

医院发生病人欠费，由于各种原因债务人无法偿还时，医院就可能无法收回或者不能如期收回欠款，从而发生坏账损失。为了体现经营稳定原则，增强医院自我发展能力，医院财务制度规定，建立坏账准备金制度。确认坏账应具备以下两个条件：一是因债务人破产或者死亡，以其破产或者遗产清偿后，仍不能收回的，以及其他原因确认无法收回的病人欠费。二是因债务人逾期未履行偿债义务超过三年仍然不能收回的病人欠费。医院财务制度规定：按应收医疗款和应收在院病人医药费科目余额 3%~5% 提取坏账准备。

医院建立坏账准备制度，一方面体现了谨慎原则，另一方面预计不能收回的应收账款作为坏账损失及时计入成本费用，避免了医院的虚盈实亏，使应收账款占用的资金接近实际，有利于加速资金周转，提高医院经济效益。

3.其他应收款管理

医院其他应收款是指医疗应收款以外的应该收取而尚未收回的有关款项，分应收和预付两部分。

其他应收款项是指医院各科使用的备用金、职工预借的差旅费等。对其他应收款项，要认真审查核实，及时清理结算，不得长期挂账，建立健全其他应收款发生审批制度，定期不定期进行核查清理。

预付账款是指医院因购买药品、材料、设备物资的需要而预付的购货款，对预付款的管理，要严格遵守有关法规制度和定货合同，控制预付款范围比例和期限，监督预付款项所购货物的入库情况，并及时办理结算。

4.应收款项的内部控制

加强应收款项管理的目的是力求货币回笼，加速资金周转或减少损失。为此，医院要控制应收款项的发生范围，尽量缩短应收款项的收款期限，加速资金回笼，建立健全应收账款总帐和明细账核算，定期进行核对，编制明细报表。

（三）药品材料物资管理

医院药品材料物资占医院流动资产的很大比重，加强药品材料物资的管理和控制，有利于提高流动资产的使用效益。

1.药品材料物资管理

医院药品材料物资由各有关职能部门具体负责，医院要把日常管理权责落实到有关科室和部门，充分调动各职能部门、科室和职工的积极性、主动性。

医院药品管理要遵循"计划采购、定额管理、加速周转、保证供应"的原则，实行"金额管理、数量或重点统计、实耗实销"的管理办法，材；料物资管理按照"计划采购、定额、定量供应"的办法。

2.药品材料物资控制

药品材料物资的控制包括采购的控制、储存的控制和消耗的控制。

（1）采购控制。包括正确制订采购计划，合理确定采购批量，控制采购价格，合理确定采购限额，重点管理等，降低采购成本，控制积压、浪费、超储。

（2）储存控制。包括严把入库验收关，制定合理地储备定额，定期组织清查盘点。

（3）领用控制。包括制订合理的消耗定额、控制领用范围、严格领用审批制度，加强领用后的跟综管理。

二、医院固定资产管理

医院固定资产是医院开展经营活动的重要物质条件，种类繁多，为了便于管理，一般分为房屋及建筑物、专业设备、一般设备、图书、其他五类。固定资产的数量决定医院规模的大小，专业设备反映了医院诊疗服务能力，固定资产在医院资产中所占的比重较大。因此，加强固定资产管理对做好固定资产投资、预测、决策，保护其完整无缺，提高固定资产利用效益，挖掘潜力，降低服务成本，减少资金占用，加速资金周转，都有着重要的意义，有效的管理有利于提高固定资产投资的社会和经济效益。

1.固定资产投资管理

医院根据经营活动需要和财力可能，充分考虑技术上的先进性和适易性，医疗质量的保证程度、购建成本、使用效益、使用期限等，进行可行性论证和分析，采用投资回收期法、投资收益法、费用效率分析法、费用核算法、现值指数法，充分考虑经营风险和财务风险。

2.固定资产使用管理

建立健全固定资产使用管理制度，制定操作规程、维护、保养制度，编制维修计划，建立定期巡回检查制度等，加强日常维护和保养工作，减少非正常损失，科学计算折旧率，按规定计提修购基金。固定资产清理报废和转让，应当通过鉴定，有关人员应定期进行固定资产清查盘点。

3.固定资产归口分级管理责任制

固定资产归口分级管理责任制是把集中统一领导和分级管理相

结合，专业管理和群众管理相结合，责权利相结合的一种固定资产管理制度。

4.固定资产的考核制度

医院固定资产的管理和使用对医院经营效益的提高有很大影响，为了加强固定资产管理，提高其使用效果，应对固定资产进行考核，作为评价医院固定资产使用情况的依据，主要考核指标有：专业设备占固定资产的比重、每床占用固定资产及专业设备值、人均拥有固定资产、固定资产增长率、更新率、退废率、磨损率、转化率、创益率、设备完好率等。通过考核，可以使医院找出差距，提高固定资产的利用效果，增加医院经济效益。

三、无形资产管理

医院无形资产是指不具有实物形态而能为其提供某种权利的资产。包括：专利权、著作权、版权、土地使用权、非专利技术、商誉等。其主要特征是：无形性、收益性和收益的不确定性、唯一性和较强的排他性，有偿性和共享性，可以在较长时间内发挥作用。

对无形资产的核算、引进、转让等的管理，必须根据无形资产的特点，保护无形资产的安全与完整，充分发挥其效能，不断提高经济效益，充分认识其作用，正确进行计价和摊销，重视提高无形资产的效益。

第五节 现代医院投资管理

医院投资通常指医院投入一定资产，以期望在未来取得报酬的经济活动，医院投入的主要是货币、设备、医用材料等有形资源和技术、信息、专利权等无形资源，医院投资的产出是投资收益。由于投资都带有一定的风险性，因此，医院在进行投资时，必须认真分析影响投资决策的各种因素，科学地进行可行性分析论证。医院投资管理是医院财务管理的重要内容之一，是医院经营管理决策的重要组成部分，是我国卫生事业发展的基本推动力。

一、按投资期限分为短期投资和长期投资

（一）短期投资

短期投资是指能够随时变现，持有时间不超过一年的有价证券以及不超过一年的其他投资。短期投资具有时间短、变现能力强、周转快、波动性大等特点。加强对短期投资的管理和控制，对减少资金占

用，加速资金周转，提高医院效益是十分重要的。

（二）长期投资

长期投资是指不准备随时变现的，持有时间在一年以上的有价证券以及超过一年的其他投资，长期投资具有回收期长，耗资多，变现能力差等特点。医院进行长期投资必须做好可行性研究，对资金的投向，未来现金流量，投资回收期等做出正确决策。

二、按投资范围分为内部投资和对外投资

（一）内部投资

内部投资又称对内投资，是指医院内部经营所需要的各种资产的投资，其目的是为了保证医院经营过程的连续性和扩大经营规模，主要是固定资产投资。

对内投资应以提高医院质量为中心，增强医院竞争能力，对投资项目要进行充分论证，包括投资的意义及必要性，预计投资额及投资发生的时间，统计投资后的收入及收入时间，投资过程及资金回收过程中重大的影响因素对投资方案进行风险分析评价等。

内部长期投资由于时间长，投资数额多，发生次数少，变现能力差。因此，内部长期投资要坚持一定的程序。

首先是提出投资方案，投资方案一般由医院最高管理层拟定。

其次是评价，对投资方案进行经济评价。

第三是决策，通过分析评价，作出决策，选择最优方案，或批准或否定。

第四是执行，投资方案被批准后，交由有关部门执行，在购建过程中，要严格控制和管理，减少投资成本，节约资金。

第五是再审议，在投资方案的执行过程中，有关人员应继续审查决策时的信息有无变化等有关各种因素的变动，重新决定投资方案是否停止等。

（二）对外投资

对外投资是医院将所拥有的资产向其他单位或院办独立核算企、事业单位投资，或购买股票、债券等的投资。医院在不影响其自身业务的情况下，可以利用其自身优势，对外进行投资，获取一定的经济利益，这既符合医院自身的特点也符合社会主义市场经济体制下卫生事业发展的需要。

1.按对外投资回收期的长短分类

（1）短期投资。是医院为了谋取一定收益，调度医院暂闲置不用的资产而进行的投资，能够随时变现，投资回收期不超过一年。

（2）长期投资。是医院为了积累资金，或为了与其他医院联合办院，或为了院办企业的经营和生产活动，或为了医院将来的发展进行的投资，一般投资额较大，不能随时变现，投资回收期超过一年以上。

2.按对外投资时出资的内容分类

（1）货币投资。是指用现金或银行存款或其他货币资金形式进行的投资。

（2）实物投资。是指用药品、库存物资、固定资产等实物作价对外进行的投资。

（3）无形资产投资，是指用无形资产如专利权、非专利权等作价对外进行的投资。

3.按投资的形式分类

（1）债券性投资。是指医院通过购买债券的形式所进行的对外投资。

（2）权益性投资。是指医院通过投资取得受益单位相应份额的所有权，从而形成投资单位与受资单位之间的所有权关系份额达到一定的比例，即可参加受益单位的经营决策。

4.对外投资的原则

医院对外投资，收益与风险同在，因此即要考虑其收益又要考虑其公益性，医院要正确处理主营业务与投资的关系，进行对外投资要遵循其以下基本原则。

（1）收益性原则，对外投资要进行充分论证，选择正确的投资机会和投资对象，力争获得较好的收益。

（2）安全性原则，对外投资要建立健全投资分析、论证，报批制度，努力控制投资风险，保证投资的安全与完整。

（3）合法性原则，对外投资要符合党和国家的有关法律和法规，防止资产流失，以及损害国家社会利益现象的发生。

（4）合理性原则，对外投资要符合医院整体利益，与医院整体目标相一致，投资额度要合理，要保证医院业务活动的正常开展。

5.对外投资的要求

医院对外投资，必须以不影响医院正常业务活动为前提，进行充分可行性论证，按规定程序报批，严格对外投资的计价与评估，保证资产的安全完整，坚持回报制度。

6.对外投资的内部控制

对外投资有多种形式，因此，应建立健全内部控制制度，以防止投资证券收入、转让、利息收入等方面发生舞弊。

（1）所有投资事项要立项，经有关部门批准，要建立健全投资明细账，及时登记投资的时间、名称、分项等有关情况。

（2）各种投资证券不能由一个人保管，要有两人以上进行管理保管或存入银行，管理和会计职务分开，投资收入资金及时入账。

（3）定期不定期进行核对清查重点，防止舞弊现象发生。

第六节　现代医院成本核算与管理

医院成本核算与管理是指通过对成本的形成进行计划、控制和分析，以达到降低成本的一种管理活动。市场经济条件下，医院经营管理要按照市场经济的基本规律的要求，讲求成本效益，用最少的耗费取得最好的服务效果。加强医院成本核算与管理对提高医院经营管理效益具有重要的意义和作用。

一、医院加强成本核算与管理的意义

加强成本管理实行成本核算有利于促进医院运行机制改革，增强干部职工成本费用意识，调动广大职工的积极性和主动性，进一步挖掘内部潜力，节省费用支出，有效利用卫生资源，有利于建立和完善医院内部管理制度，促进医院经营管理由粗放型向集约型转变，由外延规模型向内涵质量型转变；有利于健全和完善医院补偿机制，拓宽医院筹资渠道，有利于开展医疗服务成本的测算；有利于促使医院以较少的成本投入取得较好的医疗效果，走优质、高效、低耗的可持续发展之路。

二、医院成本核算与管理的基本要求

（一）正确处理医院成本核算与管理的关系

成本核算正确与否，直接影响医院投资，对医院经营决策有着重大的影响，成本核算的过程即是对医院经营活动过程中发生的各种耗费如实反映的过程，也是为满足管理的要求进行成本信息反馈的过程，对医院成本费用预算计划实施检查和控制的过程，为了充分发挥成本核算的作用，在成本核算工作中，应该贯彻实现以下五项要求。

1.正确进行成本核算，满足管理的要求

成本核算本身不是目的，而是为了管理服务的手段。因此，成本核算必须满足成本管理的要求，根据管理的需要进行成本核算，正确计算有关成本，提供有关的成本指标及核算资料，进行成本预测，为成本决策提供依据，以提高医院的应变能力。

2.算为管用，算管结合

成本核算要防止为算而算，脱离成本管理实际需要的做法，既要防止片面追求简化，又要防止与管理需要不适应的烦琐哲学的做法，做到算为管用，算管结合。

3.正确处理两个效益的关系

医院成本核算与管理的目的是以较少的耗费，获取较大的社会效益和经济效益。医院科室成本核算是对医院成本管理责任制的细划，目标是一致的既降低患者医药费负担，不能为了经济利益而忽视病人利益。社会效益与经济效益是相辅相成的，社会效益要有经济效益作保证，没有经济效益也不可能有较好的社会效益。

（二）正确划分各种费用支出的界限，保证成本计算的正确性

医院经营活动过程中的各种费用支出，并不一定全部是由一定时期内业务所承担，为了保证成本计算的准确性，要划清以下几个方面的界限。

1.正确划分收益性支出与资本性支出的界限

医院的资本性支出是指该项支出的发生不是为了当期收益，而是与当期和以后各期的收益都有关系，在以后各期分配计入各期；收益

性支出是指该项的支出是为了本期收益，必须反映在本期收益中；如果将资本支出列为收益支出，就会使本期成本增加，收益减少，以后各期收益增加；如果将收益性支出列为资本性支出，就会使本期成本减少，收益增加，以后各期收益减少。因此，正确划分收益性支出和资本性支出的界限，是正确计算成本的重要前提。

2.正确划分业务支出和其他支出的界限

其他支出是指与医院医疗业务活动无直接关系的各项支出，如罚没支出、捐赠支出等，这些支出不属于业务支出，不能计入成本范围，这样有利于正确反映医疗成本、药品成本，保证成本核算的真实性。

3.正确划分直接费用和间接费用的界限

正确划分直接费用和间接费用的界限，能使医院管理者有效地分析和考核直接效益和总效益，有利于合理地对间接费用进行分摊，有利于内部经济责任制的建立与各类费用支出的控制。

4.正确划分本期与下期成本费用的界限

权责发生制原则或收支配比原则，要求正确划分本期与下期成本的界限，采用待摊或预担两种处理方法，有利于医院的收支结余处于合理或平衡状态。

5.正确划分医院成本对象费用的界限

为了保证每个成本核算对象正确地归集应负担的费用，本期发生的费用应在各项目之间进行划分，属于单独发生的能直接记入的直接记入，属共同发生的，分摊计入各成本对象。

（三）正确确定财产物资的计价和价值周转的方法

医院的财产物资的价值要随经营活动的开展，要转移到相应的成本中去，财产物资的计价和价值周转的方法，直接影响成本。为了正确及时地计算成本，对医院的财产物资要选择科学、合理、简便易行的方法，以保证成本核算的正确性。

（四）完善成本管理的各项基础工作

医院成本基础工作的好坏直接影响着医院成本管理水平的高低，是进行成本核算与成本控制的前提。因此，必须做好成本管理的各项基础工作。

1.清产核资，摸清家底

医院资产不清，成本核算就缺乏最根本的数据基础，影响核算的准确性。因此，医院对资产应进行全面清查、建章立制，登记造册等工作。

2.做好定额，预算的制订和修订工作

定额是医院经营管理活动过程中或一定的技术水平和管理水平条件下，要求人力、物力、财力消耗和利用所达到的数量、质量和时间等方面的标准，是预算计划制订的基础，是成本核算的依据，也是实行成本管理责任制的基础和要求，医院应根据本院的实际情况，积极制订可行的成本定额，在执行过程中注意有关条件的变化及时修订，以保证定额的科学性和合理性。

3.建立健全有关成本原始记录

原始记录是就经营活动情况的最初直接记录，是成本管理过程中的起点，是计算成本、分析和预算的基础资料。因此，建立健全有关成本的原始记录，是成本核算与管理的一项重要内容，要制订即符合医院经营管理各方面的管理需求，又符合成本核算要求，既科学、简便易行、讲求实效，并符合有关规定的原始记录制度。

4.加强计量检测工作

医院内部的一切财产物资的收发都要通过计量和验收。因此，做好医院财产物资的计量、验收、领发和清查工作，是正确进行成本核算的必要条件，也是加强医院经营管理的重要前提。

5.明确成本费用审批程序

成本核算不仅局限于事后的记录和计算，还应在成本费用发生之前和发生过程之中加强审核和控制，制订开支标准，明确审批程序，规定审批权限，做到有章可循，便于有效控制成本。

6.建立内部结算制度

建立内部结算制度，制订内部结算价格，有利于贯彻执行成本责任制，正确考核内部各部门的业绩，有助于简化和减少成本核算工作量，便于成本计划和成本控制工作的开展。

（五）完善成本责任制

建立完善责任成本制度，包括建立健全内部成本管理体系，建立健全成本考核制度，建立健全责任奖惩制度等。

（六）选择合适的成本核算方法

医院进行成本核算，应结合本单位具体情况特点和管理要求，选择适合本单位的成本核算方法，以保证成本核算结果的客观性。

三、医院成本核算与管理要处理好几个方面的关系

加强医院成本核算与管理要处理好以下几个方面的关系：一是处理好成本与医疗质量的关系，医疗质量的高低直接影响着医院知名度、

信誉，医疗质量越高，病人越多，经济效益就越高，每一单位的成本就会降低。二是处理好成本与业务服务量的关系，在劳动消耗和占用一定的条件下，业务服务量越多就能有效地降低成本。三是处理好医院各方面之间的关系，正确处理院科两级成本核算关系，必须保持目标一致，处理好国家、医院、个人、患者之间的关系，不能顾此失彼，同时处理好积累、消费与发展的关系等。四是处理好成本核算与技术创新提高的关系，医疗技术水平是医院生命线，医院技术的发明、创新和提高，要有大量的投入，而技术水平的提高和新技术的应用又会节约成本。五是正确处理成本管理和财务管理的关系。医院成本管理建立在财务管理的基础上，成本管理弥补了财务管理的不足，延伸和拓宽了医院财务管理的范围。六是正确处理财务成本与质量成本的关系，按医院财务制度规定核算的成本为财务成本，在医院经营管理中，根据管理需要，把不属于财务成本的内容纳入质量成本有利于提高管理水平，降低成本。七是正确处理责任成本与完全成本的关系。按照成本是否能够控制，划分责任成本，对医院来说成本实行全员、全方位、全层次、全过程控制。

四、医院成本的种类

（一）按成本核算对象分类

（1）医疗成本：医院开展医疗业务活动发生的各项费用。

（2）药品成本：医院药品营销活动所生的各项费用。

（3）科室成本：医院各科室开展业务活动发生的各项费用。

（4）医疗服务项目成本：医疗服务项目的各项费用。

（5）诊次和床日成本：每一门诊人次和每床日的各项费用。

（6）病种成本：每一病种住院的全部耗费

（二）按成本习性分类

（1）固定成本：指成本总额在相关范围内与业务量变动没有直接关系或关系不大的费用。

（2）变动成本：指成本总额在相关范围内随业务量的增减变动的费用。

五、医院成本控制

医院成本控制以实现最佳财务成本目标，提高经济效益为目的，运用现代信息科学的基本原理，对医院经营活动的资金运动及其结果进行全员、全过程、全方位的控制。具体地说：医院成本控制是指医院经营活动中采用一定控制标准，对成本形成过程进行监督，并采取有效措施及时纠正偏离标准的偏差，使经营的耗费和支出限额在规定的标准范围内，以确保医院实现降低成本的目标。

（一）医院成本控制的程序

（1）制订成本控制标准，并据以制订各项节约措施。

（2）对成本的形成过程进行具体的监督。

（3）认真分析执行情况，找出差异。

（4）提出新措施或建议，消除差异。

（5）考核奖惩。

（二）医院成本控制的作用和特点

1.医院成本控制的作用

医院成本控制可以促使医院以较小的劳动耗费取得较大的劳动效果，保证医院经营管理目标任务的实现，具体有保证、促进、监督和协调四大作用。

2.医院成本控制的特点

医院成本控制的特点主要有全面性、全员性、预防性和科学性。

（三）医院成本控制的基本方法

医院成本控制的基本方法包括：全面预算控制、目标成本控制、标准成本控制、责任成本控制、质量成本控制、作业成本控制和成本审计控制等方法。

（四）医院成本的日常控制

医院成本的日常控制是指在成本形成的全过程，用一定的标准进行监督或控制，并制订相应的措施，使这种监督或控制活动得以正常进行，使成本能在规定的标准范围内正常地形成，以达到预期成本目标，医院成本的日常控制，必须有具体的管理责任制，责任到人，明确内部各部门、各科室有关人员所应承担的责、权、利，促进成本管理责任制的建立和健全。

第七节　现代医院财务分析评价

医院财务分析是指运用经营管理计划、财务报表、统计数据和其他有关资料，对一定时期内的财务活动和经营活动过程进行比较、分析和研究，并进行总结，做出相应评价的一种方法。通过财务分析评价，可以客观地总结医院财务管理的经验，揭示存在的问题，逐步认识到掌握财务活动的规律，改进财务管理工作，提高财务管理水平。

一、医院财务分析的形式

（一）按财务分析的内容分类

（1）全面分析。是指对医院的经营管理活动和财务活动进行全面的、系统的综合分析，包括对执行政策、法令、规章制度、财经纪律、完成任务、工作计划、单位预算、人员结构、定员定额、资金运动、经济效益、社会效益以及对财务活动产生的影响等各种因素进行综合性研究分析，以发现主要矛盾，揭示主要问题，研究制定措施，这种分析工作量大，需要人力多，时间长，还要在经过一定调查研究，全面检查工作进度，考核工作成果的基础上，借助于各种综合资料有计划地进行。

（2）专题分析。是指对某个重大的政策性问题，经济措施或某个薄弱环节，在经营活动、财务活动中某个特定问题单独地、深入地进行的具体分析，以便研究该项政策措施的经济和社会效果。专题分析针对性强，可以随时进行，方式灵活，有利于及时解决问题，是常用的一种形式。

（二）按财务活动的过程分类

（1）事前分析。是指在财务活动实施之前，对其可行性编制依据和不利因素以及预算产生的经济效益和社会效益等情况进行的分析，事前分析可以使各项财务活动计划更加科学合理和符合实际，避免财务盲目决策和工作失误。

（2）事中分析。是指对某一阶段或某一特定时间执行中的财务活动进行的分析。事中分析有利于及时发现问题，采取措施，对财务活动进行有效地控制，保证财务活动按预算顺利完成。

（3）事后分析。是指对某项财务活动结束后所进行的总结分析，事后分析便于总结经验，发现问题，吸取教训，改进财务管理。

（三）按财务分析时间分类

（1）定期分析。是指按照规定的时间对财务活动情况进行分析，一般是在财务报告期月、季、年度结束后进行。

（2）不定期分析，是指在日常财务工作中，为了研究和解决某些特定问题或者按照有关要求，临时进行的一种分析。

二、医院财务分析的要求

1.充分收集相关资料

进行财务分析，要充分收集相关资料，包括工作计划、财务资料、统计资料、业务资料及有关资料，这是进行财务分析的基本依据。

2.坚持实事求是原则

财务分析的目的是为了了解单位在一定时期内的财务活动状况和规律，并对一定时期单位的财务管理工作做出总结和评价。

因此，财务分析要坚持实事求是的原则，一切从实际出发，以真实的数据和客观事实为依据，认真地研究分析，正确地评价医院财务活动情况，总结成绩，找出不足，以利于改进财务管理工作。

3.正确运用分析方法

财务分析方法是认识和揭示单位财务活动规律，正确评价单位财务管理工作状况的重要手段，进行财务分析，既要分析其现象，更要揭示财务活动的规律。因此，实际工作中应掌握各种财务分析方法，正确合理运用分析方法，以保证分析的可靠性。

三、医院财务分析的内容

医院财务分析评价的主要内容包括：医院业务开展情况、财务状况、劳动生产率情况、效益情况和财产物资利用情况，等等。

1.预算编制情况分析

主要分析医院预算编制是否符合有关规定，是否符合事业计划和任务的要求，预算依据的可靠程度，数量指标是否合理，对有关预算项目进行预期效益分析估计，对收支可靠性分析等。

2.预算执行情况分析

分析对比实际执行情况与预算数，在进度和时间上的关系是否相适应，分析收支变化的特点和规律，找出影响执行的因素，分析这些因素对预算执行情况的影响程度，分析预算执行情况与上年同期增减原因。

3.收支情况分析

（1）医院收入情况分析。

医院收入项目多，性质各异，通过对取得收入的来源、总量、结构、潜力等的分析，总结经验找出不足，保证收入目标的实现。

（2）医院支出情况分析。

医院支出包括医疗支出、药品支出、其他支出等。通过对支出的总量、结构、范围、标准和效益的分析，这对总结支出管理中的成功经验，发现存在的问题，改进支出管理工作，保证支出预算的实现具有重要意义。

4.各项资金活动情况分析

主要对资金来源是否合理，资金运用是否恰当，流动资金周转速度是否正常，往来资金是否及时清理等进行分析。

5.资产负债情况分析

主要对资产负债规模是否合理，负债结构是否合理，负债能力如何进行分析。

6.财务管理制度建设和执行情况分析

主要对单位各项财务管理制度是否建立健全，制度贯彻落实情况进行分析，促使医院完善财务管理制度，使医院财务管理制度化、科学化、规范化。

四、医院财务分析的程序和方法

（一）财务分析程序

为了保证财务分析的有效进行，必须遵循科学的分析程序。

（1）确定分析对象和范围。

（2）收集有关资料。

（3）选择适当的分析方法。

（4）抓住主要矛盾。

（5）进行分析评价，提出建议。

（二）财务分析的方法

医院财务分析的方法主要有以下几种。

1.比较分析法

比较分析法是将两个或两个以上相关可比指标进行对比，测算出相互间的差异，从中分析比较，找出产生差异的主要原因的一种分析方法。主要有三种形式：一种是本期实际执行数与本期计划进行比较；一种是实际执行数与历史同期进行比较；一种是本期实际执行数与同类医院先进水平进行比较。

2.比率分析法

比率分析法是通过计算比较经济指标的比率来确定相对数差异的一种分析方法。采用比率分析法，要把分析对比的数值变成相对数，先计算出各种不同的比率，然后进行比较，从确定的比率差异中发现问题。主要有三种形式：一种是相关指标比率；一种是构成比率；一种是动态比率。

3.因素分析法

因素分析法又称连环替代法，是在几个相互联系的因素中以数值来测定各个因素的变化对总差异的影响程度的一种方法，是比较法的发展和深化。

五、医院分析评价指标

医院分析评价指标有多种，主要包括人员费用占总费用的比例，管理费用占总费用的比例，人均诊疗人次、病人住院床日数、人均业务收入、平均诊次收费水平、平均床日收费水平、病床使用率和周转次数、资产负债率、流动比率、速动比率、流动资金周转次数、应收款项周转率、固定资产收益率，等等。通过对这些指标的计算，可以有效地评价医院财务状况，考察医院经营的安全性，并从中发现问题，弥补不足。

参考文献

[1]莫求,王永莲.医院行政管理[M].上海:上海交通大学出版社,2019.03.

[2]张静,王虎峰.新时代现代医院管理制度的演进路径及政策衔接[J].中国卫生政策研究,2018,11(1): 37-41.

[3]刘力星,苏梦蝶,赵径.现代医院管理制度对公立医院综合改革成效影响研究[J].现代医院管理,2019,17(2): 15-18.

[4]王发强.建立现代医院管理制度的思考与建议[J].中国研究型医院,2016,3(3): 15-20.

[5]尹庄.现代医院管理制度创新实践的关键路径探讨[J].现代医院,2018,18(4): 469-470,474.

[6]徐陈英.新财务会计制度下医院财务管理创新策略研究[J].中国市场, 2017,No.876(09): 150-151.

[7]庞刚.新医院会计制度下医院财务管理问题与应对策略探讨[J].现代商业,2018(15).

[8]周文贞,秦永方.现代医院经营管理[M].北京:中国经济出版

社,2003.

[9]张孟,李洁.论医院无形资产的管理[J].管理观察,2009 年 06 期.